画像・シェーマで納得！
「つらい症状」のもとが見える

編著　斎藤 真理・水越 和歌

青海社

プロローグ

　緩和ケアにおける，がん患者さんの症状マネジメントは奥が深いとつくづく思わされる。

　私はコンサルテーションを長くやってきたが，残念ながら，症状の診断，評価が十分になされていないケースによく出会う。

　「がんの進行，再発だから痛い。痛みがあれば鎮痛剤，医療用麻薬。それでもダメなら抗うつ薬，抗けいれん薬…」という画一的な流れで，医療チームが対応していることがないだろうか？　確かに，「がん治療の早期から緩和ケアを」は達成されつつあるのかもしれない。

　多くの場合，それでうまくいっているのだ。しかし，緩和できるかもしれない症状を検討不十分なままで看過し，終末期に至ってしまうというケースが少なからずあると，私は気づかされている。

　がん患者さんの場合，必ずや経過の中で，診断目的や効果判定，進展度を確認する必要があるため，各種画像診断が行われる。その目的を果たすと，画像たちは，そのまま封印されてしまうのだ。

　「患者さんの訴え，語りを大事にしよう」，あるいは「表情や日常生活動作の変化に気づくことが肝心」と緩和ケアの中ではいわれる。そのうえで，「痛みのアセスメントを」となるわけだ。特にアセスメントをする時，痛みの原因についてはどの程度明らかになっているのだろう？

　私は，呼んでくれた病棟スタッフに聞く。「患者さんはどこが痛いの？」「腰です」「まんなか？　右？　左？」「右の方だと思います」「なんの痛み？」「???」というところで止まってしまうことが多発する。

　緩和ケアにおいても，チーム医療を展開する際には，画像診断結果を共有することは有用である。医師だけが必要とするのではない。看護ケア上も，薬物療法施行時にも欠かせない医療情報であると思っているが，いかがであろうか？　皆さんの現場ではどれくらい活用されているだろうか？　放射線科ドクターの読影結果を読むだけ，あるいは担当医の画像に関するコメントだけで満足していないだろうか？

　私は以前より，病態理解のためには画像もぜひ十分に活用してほしいと願ってきた。ラウンドやカンファレンスでは，緩和ケアチーム，病棟スタッフとともに，モニターを囲んで画像を供覧して理解を共有してきた。

　そんな経験からつくり上げた，私の緩和ケアにおける画像診断の有用性に関する仮説を提示する。

> 1. 画像を見ると，解剖学的に3Dで身体の中で起こっていることを把握することができる．
> 2. よって，看護ケア，薬物療法適応にも，画像の理解は大きく寄与する．
> 3. 画像情報は，チームスタッフ，患者・家族をつなげてくれるツールになる．
> 4. 画像情報は，世界共通，時代推移にかかわらず，非常に客観的である．
> 5. 画像情報は，患者さんにとって個別なガイドラインになりうる．
> 6. 画像は，患者さんの過去を語り，将来を知らせうる．
> 7. 画像は，見る者に患者さんのつらさを共感させる力をもつ．
> 8. 画像は，身体的症状だけではなく，心理社会的側面も表現しうる．
> 9. 残された画像は，その方がどう生きてきたか，なぜ死を迎えなければならなかったか，どこまでがんばったかを教えてくれるものとなりうる．

以上のことを，本書の中でお示しできればと考えている．

そこで，本書では順次，緩和ケアに携わる多職種スタッフと画像診断専門医が登場し，画像診断の基本と症状の理解についてディスカッションしていく．ディスカッションには，①検査の実施法，②読影のコツ，③解剖生理学の復習，⑤画像所見を緩和ケアへ応用するヒント，⑥専門性を活かしたチーム医療の楽しさ，などを含めていきたい．

お読みいただく皆さんに，そこに描かれている患者さんのつらさに共感していただけるものを目指したい．ケアする熱意がより高まることを期待している．

さらに，必要時すかさず適切な画像を撮れるようになったり，今まで見逃していた点が見えたり，退院して在宅ケアの中で何が起こりそうかに思いが及ぶようになったとしたら，筆者たちの本望である．

本書は，2012年5月～2014年3月まで『緩和ケア』誌に連載したものに追記してまとめたものである．各話は，掲載する了解が得られた画像を使って進めるが，理解しやすくするために，各回のテーマに絞って単純化すること，病歴や症状，治療経過には筆者の脚色（削除，追加，変更）が加えられていることをお断りする．また，登場するメンバーも架空の人物である．それぞれになりきって，筆者たちが書いていったつもりである．

2015年　立春

斎藤　真理
（横浜市立大学附属市民総合医療センター　化学療法・緩和ケア部）

Contents

- ii ■プロローグ
- vi ■キャストの紹介

1　第1話　乳がんの多発脳転移—急性非交通性水頭症
　　　　　吐き気が止まらず，なんだかうまく歩けません

　　　　　読影メモ　「白」に注目！ 脳MRI

8　第2話　乳がんの髄膜播種
　　　　　ママもうがんばれないみたいなの，ごめんね

　　　　　読影メモ　造影剤で白くなる
　　　　　おさえておきたい！　親が終末期を迎える時の子どものケア

19　第3話　下咽頭がんの浸潤，多発リンパ節転移
　　　　　私の顔色，やる気，元気 なおりますか

　　　　　読影メモ　血管とリンパ節の見分け方
　　　　　おさえておきたい！　気管切開後の気管カニューレの管理

30　第4話　肺がんの縦隔リンパ節転移—上大静脈症候群
　　　　　急に顔と首が腫れてきたんですけど，大丈夫でしょうか？

　　　　　読影メモ　造影剤の注入

38　第5話　肺がんの心膜浸潤—心タンポナーデ
　　　　　あぁ，息すんのえらいわぁ，どないどしてやぁ

　　　　　読影メモ　肺野条件，縦隔条件

46　第6話　胃がん術後のリンパ節再発—閉塞性黄疸
　　　　　かゆくて かゆくて たまりません！

　　　　　読影メモ　胆道の超音波検査とMRCP
　　　　　おさえておきたい！　頻出する略語の用語解説

55	第7話	**膵臓がんの神経叢浸潤**
		みぞおちがずっと痛くて，食欲も落ちちゃいました

　　　読影メモ CTでの白黒
　　　おさえておきたい！ 低カルシウム血症の機序と治療

63	第8話	**胃がん術後の癒着性イレウス**
		急にお腹が痛くなって，吐き続けています

　　　読影メモ CTでの小腸と大腸の見分け方
　　　おさえておきたい！ 緩和ケアのためのイレウス予防の栄養相談

73	第9話	**乳がんの脊椎骨転移**
		痛くて，検査どころではありませんっ！！

　　　読影メモ pedicleってなあに？

80	第10話	**子宮がんのがん性腹膜炎**—肺血栓塞栓症
		こんなお腹じゃ，着られる服がないんですよ！

　　　読影メモ MRIはどうして全身いっぺんに撮れないの？
　　　おさえておきたい！ 腹水濾過濃縮再静注法のポイント

90	第11話	**肛門がん術後の腎不全**—尿閉
		お腹が張って，おしっこも出ません！

　　　読影メモ 腎不全と造影剤

99	第12話	**多発肝転移を伴う非切除直腸がん**—溢流性下痢
		便がガマンできないなんて，情けない話ですね

　　　読影メモ 比較が大切

109	■編集者としてのアドバイスの立場から患者へ
111	■エピローグ／エンドロール

キャストの紹介

【緩和ケアチーム】

- Ken（ケン）先生　緩和ケア科の研修医　初期臨床研修2年目。緩和ケアチームの1員として研修中。将来は緩和医療専門医を目指している。
- Pal（パル）先生　緩和ケア科の医師　緩和ケアチーム専従。緩和ケアのコンサルテーションに対応しながら，外来や病棟で研修医の指導もする。お呼びがあったら，現場にすぐ行くことをモットーにしている。
- Tomo（トモ）さん　緩和ケアチームの専従看護師　がん看護専門看護師。緩和ケアチーム活動を取り仕切っている。院内の看護師からの相談に乗ったり，看護学生，認定看護師を目指す実習生の教育も担当したりしている。
- Hide（ヒデ）さん　精神科医師　緩和ケアチーム専任。
- Oui（オオイ）さん　薬剤師　緩和ケアチーム専任。緩和薬物療法認定薬剤師。
- Matsu（マツ）さん　管理栄養士　栄養部の仕事と兼任で活動中。
- Saeko（サエコ）さん　臨床心理士　小児精神医療との兼任で活動中。
- Kita（キタ）先生　泌尿器科医　泌尿器オンコロジーと兼任でメンバーになっている。

【放射線科】

- Shin（シン）先生　放射線科医師　画像診断20年のキャリアを持つ。読影室での臨床担当者とのカンファレンスを積極的に進めている。医学生への講義も，わかりやすいと学生の評判がいい。

【その他のメンバー】

- Chemo（ケモ）さん　看護師　外来化学療法室で勤めている。がん化学療法看護認定看護師。
- Yuri（ユリ）さん　看護師　乳腺外科外来で勤めている。乳がん看護認定看護師。
- Aki（アキ）さん　看護師　消化器外科病棟での経験が長いベテラン。
- You（ユー）さん　看護師　病棟では中堅クラス。がんリンクナースに自薦でなった。
- Sasa（ササ）さん　看護師　緩和ケア認定看護師を目指し，他院から実習に来ている。
- Miya（ミヤ）さん　看護師　皮膚・排泄ケア認定看護師。病棟を回ったり，ストーマ外来でケアを実施している。
- Hira（ヒラ）先生　耳鼻咽喉科医師　外来医長をしている女医。内視鏡が得意。
- Taka（タカ）先生　乳腺外科医師　教授。緩和ケアチームといつも合同カンファレンスをしている。
- Mog（モグ）先生　婦人科医師　研修医2年目の時にPal先生に3カ月間鍛えられた。卵巣がんの基礎研究で米国に留学経験あり。
- Yasu（ヤス）先生　消化器外科医　当直中に研修医から相談されても，すぐに対応してくれるので頼りにされている。
- Naka（ナカ）さん　医学部臨床統計学教授　Pal先生，Shin先生の医学生時代にも講義，実習を担当していた。今回は自分が患者になって，同大学病院に入院した。

第1話
乳がんの多発脳転移
―急性非交通性水頭症

吐き気が止まらず，なんだかうまく歩けません

初発症状：急な吐き気，頭重感，不安定で小刻みの歩行

- Chemoさん（外来化学療法室看護師〈がん化学療法看護認定看護師〉）
- Ken先生（緩和ケア科研修医）

▶外来化学療法室から緩和ケア科に電話

- Ken先生，当直明けですよね。電話いいですか？ 昨晩，62歳の乳がん患者Bさんを診てくださったでしょ？ 帰宅後さらにひどくなったらしく，また来院されます。
- えっ！ 昨晩は，急な吐き気で頭も重いし，足元もおぼつかないという訴えで来院したんですけど…。
- あの患者さんの治療は，ここのところハーセプチン®*1単独で順調だったし，昨日もいつも通り無事終わって，帰宅になっていたんですよ。どうしたんですかね。
- そうですか…。救急では，吐き気が強かったので，補液と制吐剤投与をしたんです。確かに，点滴後も娘さんにつかまってよちよち歩く感じでした。来院されるなら僕も，診察に行かせてもらいます。

その後，意識障害が出てきたが，麻痺，めまいはない

- Yuriさん（ブレストケアナース*2）

▶乳腺外科外来で相談

- 救急外来から連絡があったよ。今日はすぐ入院してもらうって。しつこく吐き気が続いているけど，麻痺はないし，目まいもないらしいよ。でも，ぼんやりしちゃって，はっきり受け答えができないんだって。
- ね，それハーセプチン®のせいじゃないよね？ なんだろう？ 娘さん，大丈夫かな。がんに気づいてあげられなくて，がんの診断の時はショック受けてたもん。本人が，身体のことは何も言わないんだって。
- 当直だったKen先生もガッカリしてんのよ。昨夜は点滴だけで帰しちゃったから。

MRIで多発性脳転移が判明

- Shin先生（放射線科医）

▶翌日，外来で

- MRIで多発脳転移だと分かったって。
- そうかぁ。脳転移にハーセプチン®はそれほど期待できないっていわれているからね。
- ねえ，一緒に読影の仕方を聞きに行かない？ 放射線レポートの記載も気になってて。

▶読影室にて

- ，　Shin先生，こんにちは。
- おっ，2人お揃いでどうした？

---

*1 ハーセプチン®（一般名　トラスツズマブ）：分子標的治療薬。大分子のため血液脳関門は通過しないと言われていたが，最新の分子イメージングで脳転移巣に到達という報告もなされた。

*2 ブレストケアナース：日本看護協会認定の乳がん看護認定看護師。診断に伴う心理的サポート，治療法の選択のサポート，術後リハビリテーションやリンパ浮腫予防など，乳がん患者への専門性の高いケアを行う。

🧑‍⚕️　私たちが担当している乳がん患者さんに，突然の吐き気・歩行障害・意識障害が出現して，MRIで多発脳転移と診断されたんです．乳腺の腫瘍は化学療法で順調に縮小していたので，急な症状出現に驚いてるんです．

👨‍⚕️　2人でMRIを見て，脳転移があることは分かったのですが，症状との関連が分からないんです．

🧑‍⚕️　放射線レポートに書いてあった"水頭症"についてもお聞きしたくて．

👨‍⚕️　うん，ナースも担当患者の画像を理解しておくことは大切だね．

水頭症の原因部位を探そう

▶モニターの前で

🧑‍⚕️　今回の症状は水頭症が原因だと聞きました．水頭症は**脳室が拡大する**病態ですよね．脳転移が原因で起きたのですか？

👨‍⚕️　水頭症の原因はさまざまだが，その1つは脳脊髄液の通り道に流れを邪魔する病変ができることなんだ．脳脊髄液が流れられず，脳室内にどんどん溜まって内圧が上昇し，脳室が急激に拡大する．これが**急性非交通性水頭症**だ．通り道に沿って邪魔物がないかどうかMRIを見てごらん（図1）．

🧑‍⚕️　うーん，いきなり図1を見てもわからないからまず図2で脳脊髄液の流れる道を確認しよっと．

👨‍⚕️　通り道に沿って見るには，横断像より矢状断*3像（図1b, c）がよさそうね．脈絡叢でつくられた脳脊髄液は，側脳室からモンロー孔を通り，第3脳室そして中脳水道を通り…あれ，この道が狭くなってる？

👨‍⚕️　おっ，当たり！　ここにある転移が中脳水道を狭くして，脳脊髄液の交通を妨げたから急性非交通性水頭症が起きたんだ（図1c）．

脳室拡大─水頭症と脳萎縮の見分け方

🧑‍⚕️　脳室拡大があれば，みんな水頭症ですか？　たしか入院しているおじいちゃんの脳室も拡大してたけど，元気に歩いてるし，水頭症のような症状ではないよなぁ…．

👨‍⚕️　"脳萎縮"でも脳室は拡大するね．「萎縮による脳室拡大」と「水頭症による脳室拡大」は，実は見分けるのが難しいんだ．

でも，見分けるヒントがある．T2強調像（図3a）で側脳室をよく見てごらん．急性非交通性水頭症では，①**前角より下角や後角が先に拡張する**．②**脳室壁は風船状に丸みを帯びる**．③**急激な脳室内圧上昇で脳脊髄液が周囲脳実質に染み出す**．④**脳溝は開大せず狭小化する**．

画像でこれらの特徴を見たら，脳萎縮などによる慢性的な脳室拡大よりも，急速に進行する水頭症を疑うんだ．ほら，隣に萎縮の患者さんの画像（図3b）を並べて比べると分かりやすいぞ．

🧑‍⚕️　本当だ．同じ脳室拡大でも，図3aでは側脳室が丸っこく拡張してる．図3bの脳萎縮みたいな脳溝の開大はないし．

🧑‍⚕️　もしかして，脳室の外に見えるこの白い縁取りが，しみ出した脳脊髄液（図3a）？

🧑‍⚕️　あっ，本当！　しみ出しが見えてる！

👨‍⚕️　だんだん所見が見えてきたね．そして，見分け方の一番のポイントは，**症状の変化と画像所見を結びつけて考える**こと．この患者さんの急な症状変化からは，「脳萎縮による脳室拡大」よりも，「急性水頭症による拡大」を考えるよね．

🧑‍⚕️　症状の変化に気づくのは，私たちナースの得意分野ね！

🧑‍⚕️　症状の変化を見逃さずに情報提供すれば，私たちも正しい画像診断に貢献できるわ！

---

*3 **矢状断**：身体を左右2つに切り分けるように縦に切る断面のこと．

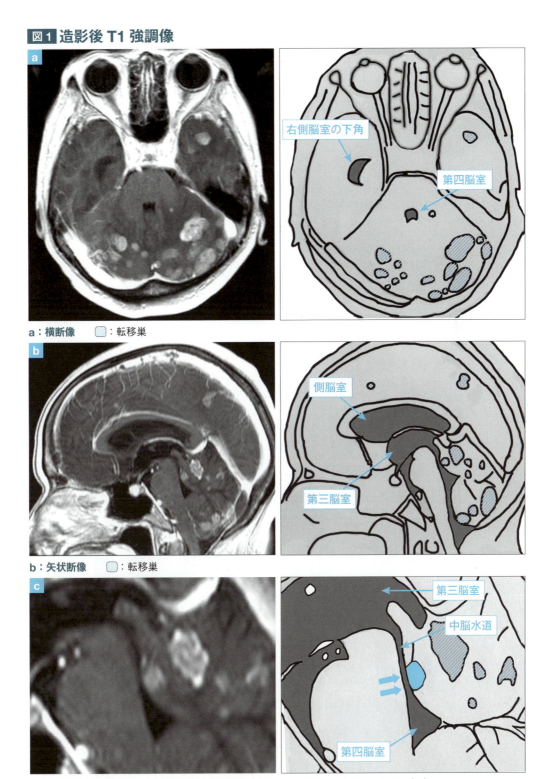

図1 造影後T1強調像

a：横断像　▨：転移巣

b：矢状断像　▨：転移巣

c：bの拡大図　転移(●)による圧排で中脳水道〜第四脳室入り口が狭くなっている(➡)。

1 乳がんの多発脳転移

図2 脳脊髄液の流れ

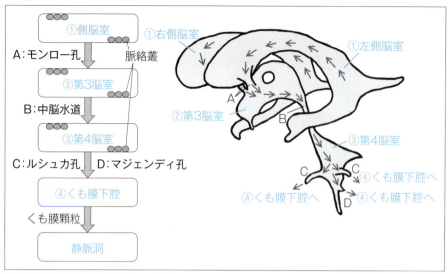

A：モンロー孔
B：中脳水道
C：ルシュカ孔　D：マジェンディ孔

①側脳室 → ②第3脳室 → ③第4脳室 → ④くも膜下腔 → くも膜顆粒 → 静脈洞

脈絡叢

脈絡叢で生成された脳脊髄液は，脳室からくも膜下腔へ流れ，静脈洞に吸収される。

図3 T2強調像

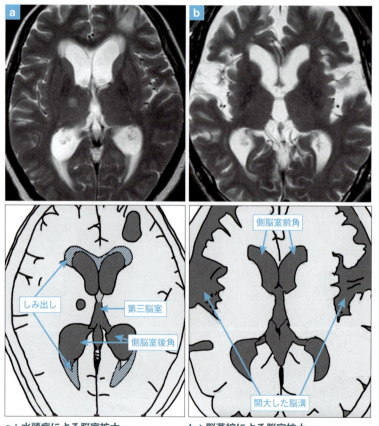

a：水頭症による脳室拡大
脳室は風船のように丸く拡大。脳室外には脳脊髄液がしみ出ている◯。

b：脳萎縮による脳室拡大
脳室周囲のしみ出しはなく，脳溝の開大が目立つ。

😊 その通り！ 治療後にまた MRI を撮るだろうから，その時に転移と水頭症がどうなったか，もう一度一緒に見てみよう。症状の変化もよく観察しておいてね。

放射線治療後

😊 Shin 先生，全脳照射 30 Gy 施行後，中脳水道を狭くしていた転移が縮小して（図4），水頭症が改善しました！
😊 ほら，治療前後で並べてみると（図5），脳室の縮小としみ出しの減少がよく分かるんです！
😎 で，患者さんの症状の変化は？
😊 もちろん，改善してます！
😊 でも転移は，完全に消えてはいないんですよね…。

画像から分かる情報を患者さんに伝える

😊 Pal 先生（緩和ケア科医師）
😊 Ken 先生（緩和ケア科研修医）
😊 Yuri さん（ブレストケアナース）

▶緩和ケアチーム・病棟合同カンファレンスにて

😊 全脳照射を終了して，入院時の吐き気，歩行障害，意識障害のいずれも消失し，ほぼ自立できています。
😊 急性非交通性水頭症が改善したからですね。ステロイドもテーパリング中です。廃用性の筋力低下もリハビリで回復してきたので，もう退院できそうですね。
　Bさんは，病状をどう理解していますか？ がん治療はどうなるかとか，再発の可能性についてなど，情報提供されているのでしょうか？
😊 聞いてはいるのですが，症状が良くなったので，悪い情報に関しては受けとめていない可能性があります。
😊 はい。画像を見ると，脳転移はどれも小さくなっていますが，まだ残っているんです。
😊 そうですね。近い将来再燃し，水頭症や痙攣など，ほかの症状出現も予測されます。
😊 良くなったのに，また悪くなる時のことを伝えるのは難しいですね。
😊 本当にそうだと思います。不安にさせると思うけど，**これからのことを自分で決めておくためには，大切な情報**です。Bさんの希望を聞いて，今後も快適に過ごせるよう支援してみます。
😊 大きな助けになりますね。**退院前の面談はナースも同席してもらいましょう！**

参考文献

1) 西岡井子：悪性腫瘍による痛み—3. 転移性脳腫瘍. 表圭一 編著：痛み疾患の画像診断. p.213-214, 真興交易医書出版部，2008
2) Saunders Y, Ross JR, Riley J：Planning for a good death：responding to unexpected events. *BMJ* 327：204-207, 2003
3) Wolfgang Dhnert：Radiology review manual. 6th ed, Lippincott Williams & Wilkins, Philadelphia, 2007

図4 放射線治療後

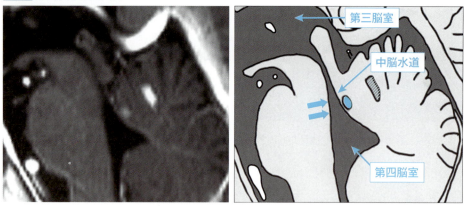

照射前（図1c）と比べ，転移（●）が縮小して中脳水道が広くなった（➡）。

図5 放射線治療前後の比較

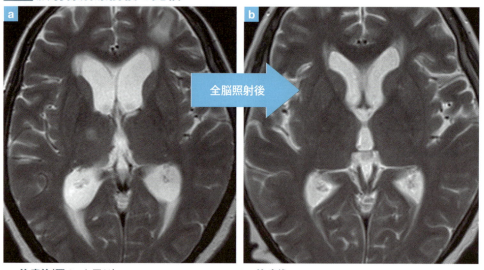

a：治療前（図3aと同じ）　　b：治療後
治療後は脳室拡大が改善し，周囲へのしみ出しが減少。

クリニカル・パール

❶ 化学療法中の嘔気・嘔吐の原因には，脳病変も想起せよ
❷ 症状が消失しても，原因病変が消失したわけではない

「白」に注目！ 脳MRI

- ☑ T1強調像では，水は低信号（黒），脳実質はやや低信号（灰色），多くの病変も低信号（灰色）に描出される．MRI造影剤はT1強調像で高信号になる物質（ガドリニウム）を含むので，病変に造影剤が集まると，病変は，低信号から高信号（白）に変化する．
- ☑ T2強調像では水は高信号（白），脳実質はやや低信号（灰色）に描出される．腫瘍は正常脳組織より水分含有量が多いため高信号（白）に描出される．炎症による浮腫，脳脊髄液の実質内への染み出しも高信号（白）に描出される．

第2話

乳がんの髄膜播種

ママもうがんばれないみたいなの，ごめんね

頭痛，めまいで緊急入院になった原因を本人へ説明

- You さん（病棟看護師）
- Pal 先生（緩和ケア科医師）
- Taka 先生（乳腺外科医）
- Saeko さん（緩和ケアチーム臨床心理士）
- Tomo さん（緩和ケアチーム看護師）
- Shin 先生（放射線科医）

▶乳腺外科病棟での緩和ケアチームとの定例合同カンファレンス

　　Eさん，44歳，左乳がん，術前化学療法，左乳房切除後です。一昨日，急に発症した激しい頭痛，めまいの精査加療目的で入院しました。

　　先月手術をして退院したばかりですよね。

　　自宅で激しい頭痛とめまいが起きて，救急受診しました。血圧上昇も認めており，頭部CTを撮ったのですが，単純CTで所見はなく，急遽造影をしたところ，Shin先生に髄膜播種を指摘されたんです。

　　症状は，ステロイド，グリセオール®，トラベルミン®の投与で少し改善しましたが，体位変換はすごくつらいみたいです。家族は険しい顔で，看護師のやることを見ています。

　　家族って，どなたですか？　カルテのジェノグラム*¹をみると，娘が3人，小学生，中学生，高校生，夫は自営業，Eさんの両親は健在でEさん宅の近所に在住，となっていますね。

　　Eさんのお母さんです。ベッドサイドでEさんを見て，ずっと泣いています。

　　入院時の説明も，お母さんは熱心に聞いていました。夫は発言せず，お母さんが質問をたくさんし，「なんとか治してください」と繰り返していました。

　　私たちにも，「よろしくね，Eちゃんは諦めないから」と何回も言っています。

　　先生，本人へ髄膜播種については話されたのですか？　術前の化学療法は奏功しましたが，髄膜播種となると難しいですよね。

　　昨夜，めまいはなく起き上がれたので，髄膜転移と薬物療法，放射線治療について説明しました。コントロールが難しい病状である可能性も話しました。

　　Eさんは，「自分のことだから聞きたいと思っていたのですが，実際，聞いちゃうと正直，残酷な結果ですね」と，夜勤の看護師に話しています。お母さんは，「大丈夫よ。治そうね」とEさんに言い聞かせていたそうです。

　　ということは，Eさんのお母さんが現状に対して一番反応している感じですね。ラウンドの後，お話を伺ってもよいでしょうか？

　　ぜひ，お願いします。明日から放射線治

---

*¹ **ジェノグラム**：世代関係図。家系図に，家族の病歴や社会的背景も加え，定められた表記法に則って図式的に示す。

図1 乳房画像

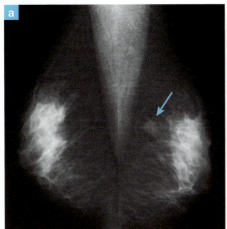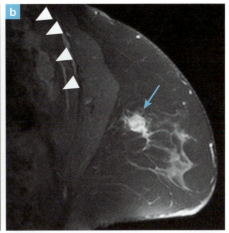

a：両側マンモグラフィー。b：左乳房造影MRI（脂肪抑制T1強調像）。左乳房に1cm大の辺縁不整な結節が認められる（←）。腋窩にはリンパ節が複数腫大している（◁）。

療が始まりますが，どこまで良くなるのか見通しは立ちません。

😊 Eさん，意識障害はどうでしょう？ 3人のお子さんのケアも気になります。

😀 ほぼクリアです。よって，本人の症状がつらいままであれば，鎮静の必要性も検討しなければなりませんね。時間があまり残されていない予測で，ケア計画を立てないと…。

😀 乳がんの治療開始から日も浅く，もうがんばるのは無理なのか…という残念な気持ちも私たちにはあって。ここでさらに悪化した際の意思決定をする面談は，きついですね。

😊 本人の希望，家族の思いなどを大切にしていきたいと思います。

😊 では，画像を確認し，Shin先生から説明を受けて，早速ケア計画を立てましょう。

頭部CTは正常？ 異常？

▶読影室にて

😊 Shin先生，激しい頭痛とめまいで緊急入院になったEさんの画像を教えてください。術前化学療法は著効して，左乳房切除・腋窩リンパ節郭清術後の経過も良好だったのに，退院した矢先に再入院です。

😀 あ～，確か，原発巣の左乳がんは1cm大と小さかったけど，左腋窩リンパ節が累々と腫れていた人だよね（図1）。

😊 脳転移の疑いで撮影した頭部CTです（図2）。私には，転移なしに見えてホッとしていたんですが，あとでShin先生の報告書を読んだら「髄膜播種疑い」とあり，びっくりです。どこが所見なんでしょうか？

😀 ほら，中脳の表面に沿って造影されているでしょう（図2b）。

😊 このわずかな造影効果ですか…。

😀 **髄膜播種というのは，CTではまったく所見が分からないことも珍しくないから，わずかな所見でも見逃さないように注意しないと。造影MRIは微細な変化の描出に優れているから，造影MRIで確認してごらん。**

😊 はい。今日，オンコールで撮ってもらう予定です。

図2 頭部CT

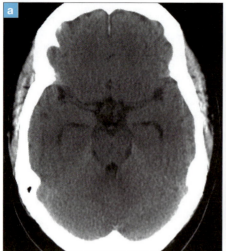
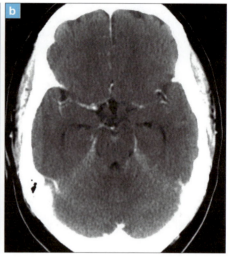
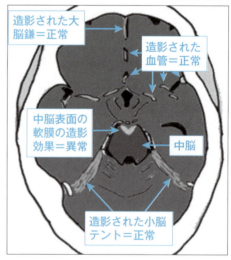

a：単純CT。b：造影CT。単純CTでは分からないが，造影CTでは中脳の腹側表面の軟膜に造影効果が認められる。

造影MRIで微細な変化をチェック

　頭部造影MRIを撮りました。CTでみられた中脳表面の淡い造影効果は，**造影MRIでははっきりと描出**されています（**図3b**）。

　これなら私にも分かります。小脳の溝に沿って線状に造影されているのも所見ですか？　造影CTではこの所見はなかったと思うんですが…。

　そう，これも異常所見だ。軟膜が造影されているんだ。CTよりMRIではっきり見えてきた所見だね。

　軟膜には**血液脳関門**があるから正常では造影されないはずですよね。

　血液脳関門ってなんですか？

　脳血管の内皮細胞には有害物質から脳を守るために，他の部位とは異なり**物質を通しにくい構造（＝関門）**があるんだよ。

　静脈内へ投与された造影剤は，通常は，臓器の中の毛細血管内皮を通り抜けて血管外へ出て，間質内に入りしばらく留まる。

図3 頭部造影MRI

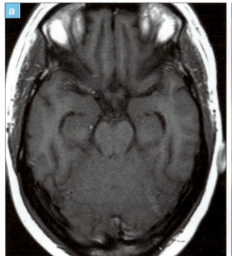
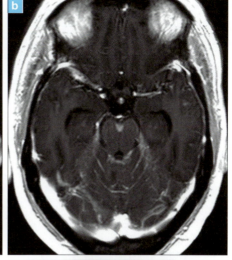
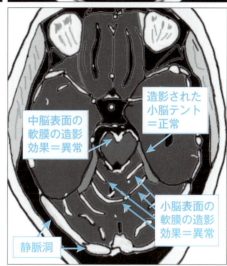

a：頭部MRI（T1強調画像）。b：造影後T1強調像。造影後は，中脳の腹側表面に造影効果が明瞭に認められる。小脳の脳溝に沿って造影効果が認められる。

（図中ラベル）造影された小脳テント＝正常／中脳表面の軟膜の造影効果＝異常／小脳表面の軟膜の造影効果＝異常／静脈洞

このため，臓器の濃度または信号強度が徐々に上昇していく（＝造影される）んだ。

でも，脳実質や軟膜の血管内皮には，**血液脳関門**があるから，造影剤は血管外には出ず，脳実質や軟膜の濃度や信号強度は上昇しない（＝造影されない）んだ。

😊 造影されるはずのない軟膜が造影されたということは，なんらかの原因で**血液脳関門が破壊され，造影剤が血管外へ漏れ出している**ってことですね。

髄膜の解剖と髄膜播種

😊 「軟膜」は「髄膜」の1つですよね。

🤓 うん，髄膜は脳や脊髄を覆う膜で，硬膜，くも膜，軟膜3つの膜からできているんだ。

😊 髄膜は薄い膜だから，通常のMRIでは観察できないんですよね（図4）。あれ，造影MRIだと見えますかね…（図4b）。

🤓 硬膜の血管には関門がないので，正常で

図4 頭部 MRI

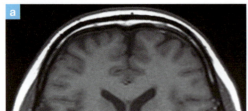
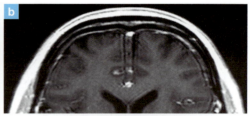
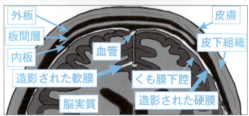

a：頭部 MRI（T1 強調画像），b：造影後 T1 強調像。造影後，血管内や硬膜，軟膜の一部が造影されている（太矢印➡）。

図5 髄膜播種の2パターン

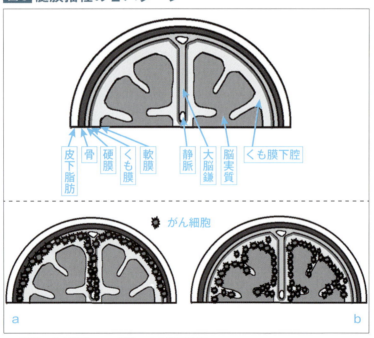

a：硬膜・くも膜型。b：軟膜・くも膜下腔型

も造影されます。Eさんの造影 MRI を見ると，頭蓋骨内板のすぐ内側に，線状に造影される構造が見えますね。これが硬膜です。

造影しないと分かりにくいけど（図4a），造影するとはっきり見えてきますね（図4b）。

髄膜播種は，硬膜，くも膜，軟膜すべての膜に起きるんですか？

うん，**髄膜播種は，腫瘍細胞が脳脊髄液内を浮遊し，脳や脊髄の髄膜に付着して浸潤していく**から，どの膜にも起こりうるよ。播種が起きると，その膜は造影されるから，造影される部位に注目すればどの膜がやら

図6 頭部 MRI

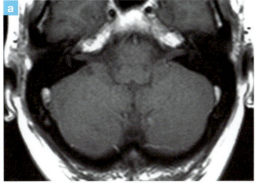
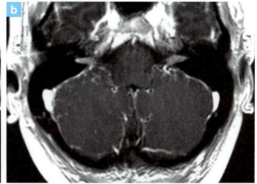
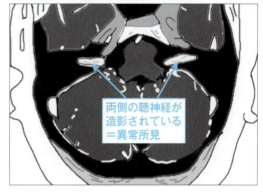

a：T1強調像。b：造影後 T1 強調像。両側の聴神経に沿って造影効果がみられる。

れているか分かる。図5のように，硬膜・くも膜が中心に造影される場合（図5a）と，軟膜が中心に造影される場合（図5b）に分けられるんだ。

　Eさんは，軟膜中心に造影されていましたね。

全身の神経へ播種？

　Shin 先生，Eさんは頭痛やめまいだけでなく，全身に強い痛みが出てきました。腰痛の訴えが強いので，骨転移を疑い，骨シンチグラムをとりましたが，骨転移の所見はありませんでした。最近は両側の難聴も出てきて…。

　髄膜播種だけで脳実質に転移はないのに，どうしてあんなに神経症状が強いんでしょう。

　髄膜播種では，脳脊髄液の中にがん細胞が浮遊・移動し，脳や脊髄表面のあらゆる所に播種が広がっていくんだ。つまり，**脳や脊髄から出ていくすべての神経の周りにも播種している可能性があるんだ**。

　あ，聴神経が両側とも造影されている！聴神経周囲へも播種しているんですね（図6b）。

　聴神経は聴覚と平衡覚を司っているから（図7），聴神経への播種があれば，難聴やめまいの症状が出てもおかしくないですね。

　聴神経だけでなく，その他，全身の神経がやられている可能性もある…。それを頭に入れて，今後を予測していかないといけないわ。

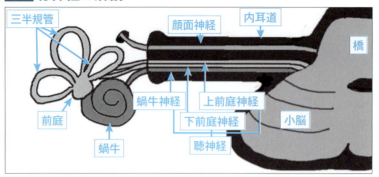

図7 聴神経の解剖

聴神経は前庭神経(平衡覚)・蝸牛神経(聴覚)からなり，内耳道を通り橋延髄移行部に入る。

患者さんの子どものケアについて相談する

▶1カ月後の合同カンファレンスにて

　一時期みられていたせん妄も落ち着いて，会話が可能になりました。しかし，自分で動くことはできず，全介助です。Eさんのお母さんがつきっきりです。パパは毎日，仕事帰りに寄っていますが，黙ったまま過ごしています。

　この前，パパにお会いできたとき，お宅で3人のお子さんたちの様子を尋ねてみました。

　僕も面談の時に，「子どもさんたちにはどのようにお伝えしていますか？」と聞いたのですが，「悪くなったことは，なかなか話せない」と言っていました。面会には来ているのかな？

　いいえ。おばあちゃんが，「本人は元気になってから，会いたいと言っている」と話してパパが連れてこないようにしているようです。

　MRIでみて明らかなように，全身症状が早々に悪化する可能性があって，意識障害もコントロールが難しくなると覚悟すべきですよね。

　だからこそ，会話が可能な今の時期に，Eさん自身からお子さんたちに，伝えたいことを伝えてもらった方がいいのではないでしょうか？

　そうできなくても，お母さんの身体に起こっていることを実際に見てもらって，それをきちんと説明してあげることが必要では？

　小学生，中学生，高校生と年代が少しずつ離れているので，理解力にも差があるよね。子どもそれぞれに適したケアが考えられないかな？

　パパに聞いたのですが，一番下の子がまだ9歳で，一番甘えん坊だそうです。最近，学校に行きたがらなくて，成績も落ちてきたらしく心配していました。

　おばあちゃんは，「子どもたちは大丈夫です。とにかく，Eをよろしくお願いします」と言っているため，病室での家族ケアはなかなか難しくって。

　子どものケアについて，心理と看護でカンファレンスを開いて，早急に対処してみたいと思います。まだ1週間くらいは大丈夫でしょうか？

　それは，なんともいえないんですよ。もう今週末にだって，急変がありうると思っていて，DNAR(do not attempt resuscitation：蘇生不要）オーダーについて，本日の夜，ご主人と話をする予定なんです。

最期の場面での子どもたちの様子を振り返る

▶翌週の合同カンファレンスで

🧑‍⚕️　やはり，相当早かったですね．Eさんの最期の状況を教えてくださいますか？

👩‍⚕️　あのあと相談して，父親が3人を連れてきたんです．上の2人が泣いているのを見て，三女が「ママ，かわいそう」って言ったんです．そしたら，Eさんが目を開けて，「かわいそうじゃないよ．みんなのお母さんになれてよかった．ママはね，乳がんにかかってショックだったけど，頑張ってきたの．でも，みんなが大きくなるまで，そばにいられない…」って小さな声だけど，はっきり話せたんですよ．

🧑‍⚕️　それを3人の子どもはしっかり聞いていました．ご主人もEさんのお母さんも．

👩‍⚕️　その後，毎日子どもたちは学校から病室へ来るようになりました．5日後に子どもたちをパパが連れて帰ったすぐあとに，呼吸状態が悪化し，息を引き取られました．すぐに戻ってきた子どもたちは，Eさんの姿を見て，涙を流しながら身体にしがみついていました．

参考文献
1) 波平恵美子：日本人の死のかたち―伝統儀礼から靖国まで．p.113-116, 朝日新聞社，2004
2) 蓮尾金博 編：頭部画像解剖 徹頭徹尾―疾患を見極め的確に診断する．メジカルビュー社，2013

クリニカル・パール
❶ 触診では不明な原発巣，単純CTでは不明瞭な髄膜播種．適時適切な画像診断を！
❷ 家族ケアを大切にしているかは，カルテ記載に反映されている

造影剤で白くなる

- ☑「造影剤＝影を造る薬」という日本語より，「contrast media＝コントラストを造る薬」という英語のほうがピンと来るかもしれない．造影剤が多く集まる病変は，画像上は「白く」写り，周囲組織とのコントラストが高くなる．
- ☑ CTやMRIの造影剤は動脈によって病変まで運ばれる．病変に到着すると，病変の細胞と細胞の隙間＝間質に流れ込み，しばらくとどまる*．動脈の豊富な病変には，多量の造影剤が急激に運ばれ一気に「白く」なるが，細胞が密集し隙間の狭い病変では，造影剤はすぐに静脈へ流れ出てしまい，「白さ」は長く続かない．一方，動脈が少なくても隙間が広い病変は，一気に「白く」はならないが，じわじわと隙間に造影剤がたまって「白く」なり，「白さ」は長く続く．
- ☑ 造影をした場合は，病変が「どの程度白くなったか」をみるだけでなく，「どんな時間経過で白くなったか」をみることで，病変の性質をより詳しく理解することができるのだ．

*肝細胞特異性MRI造影剤は除く

おさえておきたい！
親が終末期を迎える時の子どものケア

長田曉子（横浜市立大学附属市民総合医療センター 看護部）

はじめに

　家族の一員が病気になった時，その病状を心配し，早く回復してほしいと願うのは，大人も子どもも同じである。病気が進行してくると，大切な家族が亡くなることや，その後のことが，家族にとって大きな問題となってくる。本稿では，親が終末期を迎える時の子どものケアについて述べる。

子どもへのケアを始めるタイミング

　子どもは，衣食住のすべてにおいて大人の保護のもとで生活をしており，親の健康状態は，子どもの生活や心身の状態に直接的な影響を与える。

　「がんと診断された時から，緩和ケアは始まる」といわれる。子どもへのケアも同様で，初めての入院や通院治療が始まった時点から，なんらかの説明とケアが行われることが望ましい。

　病状が悪化して入院した場合には，大人にも動揺や迷いがあり，関わりが難しいが，入院初期から医療者が意図的に子どもへのケアを提案して実施することが，家族全体へのケアにつながる。

ケアのポイント①
—子どもの認識と心情をアセスメントする

　大人の推測ではなく，子ども自身がどう感じ，何を欲しているのかを知ることから始める。"身近な人の病気は自分のせい"と捉えるのが子どもの特徴であるため，その自責感を考慮しながら尋ねることが大切である。

1 親の病気についてどのような情報をもっているか

1．尋ね方の例

　家族へ「お子さまには，親の病気や入院についてどのように伝えていますか？」

　子どもへ「お母さん（お父さん）が，どうして病院にいるのか知っていますか？」

2．予想される子どもからの返答

　「病気が悪くなったから」「○○が痛いから」「動くのが大変になったから」「点滴をするから」「手術をするから」「病気を治すため」「自分がいるとつらいから」「自分がいうことをきかないから」

3．アセスメント

　病名は知らなくとも，病気の存在を知っているか否かがポイント。入院した原因が病気以外にあると捉えている場合には，自責感や家族や知人に対する不当な怒りを抱く可能性がある。

2 親の病気をどのように感じているか

1．尋ね方の例

　家族へ「病気や入院について，お子さまはなんと言っていますか？　どんな様子ですか？」

　子どもへ「お母さん（お父さん）が入院して，今どんなことを思っていますか？　どんな生活になっていますか？」

2. 予想される返答

家族から「何も聞いてきません」「普通に過ごしています」「甘えたり，聞き分けが悪くなっています」「勉強が手につかないです」

子どもから「なんで入院するの？」「なんの病気？」「良くなるの？」「いつ帰ってくるの？」「もっと具合が悪くなったら，どうしよう」「死んじゃうの？」「きっと，また元気になるよ」「誰が自分の世話をしてくれるの？」「運動会には来てくれるの？」

3. アセスメント

大人に心配をかけないよう，または尋ねてはいけない雰囲気を感じて，子どもが普通に振る舞っていることが往々にしてある。子どもの言動が，疑問・不安・心配・恐怖・怒り・楽観・希望のどれを表現したものなのかを家族と医療者が共に考えていく。

3 今回の事例の場合（第2話）

祖母へのアプローチにより，家族が子どもの心情に直面する勇気や余裕がない状況が把握できた。その後，父親にアプローチしたことで，父親は一番下の子の変化を捉えていることが分かった。これらの情報から，母親の病状への心配や，寂しさを抱えている可能性が推測されたのである。

ケアのポイント②
― 患者・家族と共に子どもをケアする

患者，配偶者や親きょうだいも，病状の悪化や予後への不安を抱えながら，治療に立ち向かったり，子どもの世話を引き受けたりしている。そのような中で，医療者は治療だけでなく，生活を支える役割もあることを患者・家族に伝え，過ごし方や環境を整えていけるとよいだろう。

1 患者や家族の気負いを和らげる

子どもの発達状況や性格にもよるが，大人が思う以上に，子どもはさまざまなことを感じ，理解もできること，そして疑問が解決すれば不安が劇的に解消する可能性があることを伝える。

「もし，子どもが動揺したら…」という不安が患者・家族・医療者にはあると思うが，動揺は健全な反応であり，それを受け止める方法を一緒に考えていこうというアプローチが，まず初めに必要となる。

2 子どものニーズを満たすケアを考える

まずは，子どもの食事，保育園や学校生活，睡眠などの日常生活が，なるべく普段通りに継続できるようにすることが望ましい。

そして，子どもの疑問の解決を図る必要がある。「お母さん（お父さん）の治療をみんなで支えるために，あなたが知りたいことはどんなことですか？」というスタンスで，医療者から分かりやすい言葉で，病気や治療の話をするとよい。その際，子どもが安心できる家族が同席することがポイントとなる。

そのうえで，「お母さん（お父さん）に何をしてあげたいですか？ 何をしてほしいですか？」と希望を聞き，具体的なケアの内容を考えていく。身体をさすることで親が楽になることが分かれば，子どもは率先してケアに参加するであろうし，短時間でも親の顔が見たい希望があれば，面会時間にベッドサイドでおやつを食べたり，宿題をすることが，子どもの安心につながる。

また，直接的な触れ合いでなくとも，親のために差し入れの品を選んだり，手紙や絵を書いたりすること，そしてそれを親が喜んでくれることは，子どもの自責感や疎外感を和らげることにつながる。

3 今回の事例の場合

　子どもの変化を捉えていた父親を支援することで，闘病中の母親と子どもの面会が実現した。姉たちが，心配や悲しみを涙で表し，三女が素直な思いを表したことで，母親が子どもに自分の思いを伝えられたことは意味深い。その姿を見て，祖母と父親は安堵したと思われ，子どもと母親が気兼ねなく大切な時間を過ごせることにつながった。

おわりに

　親が終末期を迎える時に，できるだけ早期から上記のようなケアが行われると，患者自身も，子どものニーズを満たすという親の役割を果たしている実感がもてる。そして，家族も過剰な気遣いなく子どもの世話ができるようになる。また，子どもが家族の一員として親の病状を心配し，治療や家族の生活を支えることに参加するという，権利の尊重にもつながる。

　子どもが親を亡くす悲しみは計り知れないが，家族と一緒に親を看取ったという体験が，その後の悲嘆プロセスを支えるということを信じて，多職種で子どものケアに取り組んでいきたい。

参考文献・情報

1) リンダ・エスピー 著，下稲葉かおり 訳，細谷亮太 監：私たちの先生は子どもたち！―子どもの「悲嘆」をサポートする本．青海社，2005
2) がんになった親をもつお子さんをサポートする情報サイト「厚生労働省支援事業 Hope Tree」〔http://www.hope-tree.jp/〕

第3話

下咽頭がんの浸潤，多発リンパ節転移

私の顔色，やる気，元気 なおりますか

入院時，問題点をまとめ共有する

- Tomo さん（緩和ケアチーム看護師〈司会〉）
- Ken 先生（緩和ケア科研修医）
- Aki さん（病棟看護師〈Sさんの受けもち〉）
- Hira 先生（耳鼻咽喉科医師）
- Shin 先生（放射線科医師）
- Pal 先生（緩和ケア科医師）
- Hide 先生（精神科医師）

▶緩和ケア病棟での合同カンファレンスにて

　「新患カンファ」を始めます。

　Sさん，60歳，男性，精密機械設計技師の方です。昨年11月に頸部リンパ節腫脹が生じ，単身赴任先の病院で下咽頭がんと診断され，化学放射線治療を受けました。本年4月には部分寛解となり，退院しました。しかし，6月には上気道閉塞症状が増悪し，気管切開術を受けています。先週7月10日，自宅に近い当院へ転院しました。

　Aki さん，転院時のSさんの様子は？

　2人の息子さんが付き添っていました。経鼻胃管（NGチューブ）と気管カニューレが装着され，帽子をかぶりメガネをかけていましたが，顔面，首の腫れが顕著でした。最初に「なおるつもりでこの病院に来ました。よろしく」と書かれた名刺を渡されました。

　そうでしたね。では，問題点を検討します。

　第1は，下咽頭がんの増大，両側頸部リンパ節腫大による上気道閉塞/呼吸困難です。

　腫瘍進展が速く痰も多いため，カフ付き複管タイプの気管カニューレ使用中です。発声はできません。内筒洗浄は自立していますね。

　「息苦しい，イタイ，痰がおおい」と筆記で訴えています。頻回に洗浄をしないと咳込み，息苦しさ，不安がありますし，昨晩は内筒が戻せなくて，壁を叩いたんです。

　第2は，疼痛です。スケールは0〜5の6段階評価を継続しています。「のど5，首4，頭3」というメモ方式です。フェントス®テープ，レスキュードーズはオプソ®で，ボルタレン®，テグレトール®，セルシン®が使われていますが，再評価が必要です。

　レスキューで0か1までにはなります。夜間に訴えが多くなっていますね。

　私が痛みについて聞くと，「薬は効いています。しかし，元気，やる気がでないので，なんとかしてほしい」ということでした。

　トータルペインですよね。常に前向き，几帳面な生き方をしてきた技術屋さんですから，計画的にサポートしていきましょう。

　第3は，嚥下障害による摂食不能です。

　NGチューブから本人いわく「食事」のエンシュア・リキッド®を注入しています。便

秘も頑固なので，コントロールが必要です。
　🧑‍⚕️　**第4として，病状の理解**はいかがですか？
　👨‍⚕️　本人から，「なおりますか」と何回か質問されました。その発言の意味を確認しないといけません。苦痛症状が取りきれなくなった時や，急な悪化時の対処について，家族と本人の意向を明日，確認する予定です。
　🧑‍⚕️　**第5のコミュニケーション**は，最も難しい点になりそうですね。
　👨‍⚕️　はい。発声ができなくなってから転院したので，理解してもらおうと必死で，たくさんの筆記を渡してきます。「吸入を夜もずっと」とか，「トイレ」「歯になにか詰まっているか見てほしい」「寂しいのでしばらくいてほしい」「肩コリがヒドイ」などです。
　👶　10年も離れていたこともあり，家族とは心の距離感もあるようです。家族はSさんがいないことに慣れていて，急に身体的，精神的に切羽詰まって帰ってきたわけで。
　🧑‍⚕️　それでは，**第6として家族問題**を挙げます。次に，Hira先生，コメントをお願いします。
　👨‍⚕️　Sさんは下咽頭がん，化学放射線治療後の再発進行例。呼吸困難，嚥下障害は進行したがんの閉塞症状です。口から，唾液，滲出液の喀出がみられます。胃瘻造設は不可能だったようで，気道確保のために，緊急で気管切開術がなされました。痰を除去するために内筒洗浄，タレこみ防止でカフ上部の吸引が大切です。週1回，カニューレ交換の予定です。
　🧑‍⚕️　ありがとうございました。それでは，Shin先生から画像解説をお願いします。

1枚のkey画像から読み取る

　🧑‍⚕️　Shin先生，実は手元にあるSさんの画像は，紹介元の先生が診療情報提供書に添付してくれたこの頸部の造影CT1枚（**図1**）だけなんです。
　👨‍⚕️　ほう，1枚ですか。では，この画像は紹介元の先生が選んだkey画像なのでしょう。key画像から分かるAさんの状況を読み取っていきましょう。撮影時期はいつですか？
　👨‍⚕️　今から約1カ月前です。呼吸困難が出て気管切開を施行した1週間後です。
　👨‍⚕️　なるほど…。胃管が挿入されていますが，**下咽頭壁の肥厚**が強く，管の周囲に隙間が全然ありません。
　👨‍⚕️　胃管が一旦抜けたら，再挿入は無理ですね。
　👨‍⚕️　頸部左側に約3cm径の腫瘤があります。**左中内深頸リンパ節への転移**です。この腫瘤の中心部は造影効果が不良で，壊死を起こしていると思われます。また**左内頸静脈が，この腫瘤により閉塞されている**ようです。
　🧑‍⚕️　確かに，左総頸動脈の外側にあるはずの左内頸静脈が見えませんね。
　👨‍⚕️　それで静脈還流が障害されて，左頸部の皮下組織に**浮腫**の所見がみられるんですね。
　👨‍⚕️　浮腫の所見って？
　👨‍⚕️　ほら，左の皮下脂肪層は，右に比べて厚くなっていて，濃度がモヤっと上昇しているでしょ？　血管から細胞間質に水分が滲み出して浮腫が起きてるんだ。
　👨‍⚕️　手術で患側の内頸静脈を切除する場合もあるけれど，普通は椎骨静脈，深頸静脈や対側の内頸静脈が側副血行路になって，浮腫はそれほど起きません。Sさんは，側副血

図1 頸部造影 CT

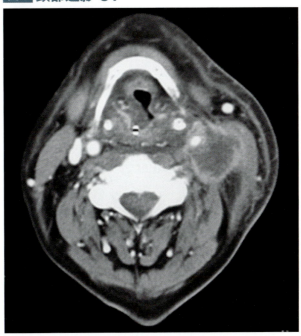

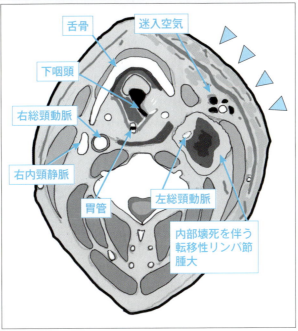

左中内深頸リンパ節への転移により左内頸静脈は閉塞，左総頸動脈は狭窄し，左前頸部皮下には浮腫が生じている（◁）。

図2 Sさんの現状と今後の症状の予測

```
      左内深頸リンパ節転移      咽頭壁肥厚
         ↓    ↓             ↓
   左内頸静脈閉塞  左総頸動脈浸潤  咽頭腔狭窄
         ↓          ↓            ↓
    静脈還流不全   動脈壁破壊
         ↓          ↓            ↓
  顔面・頸部の浮腫   大出血    胃管挿入困難
  頭蓋内圧亢進症状            分泌物溢流
```

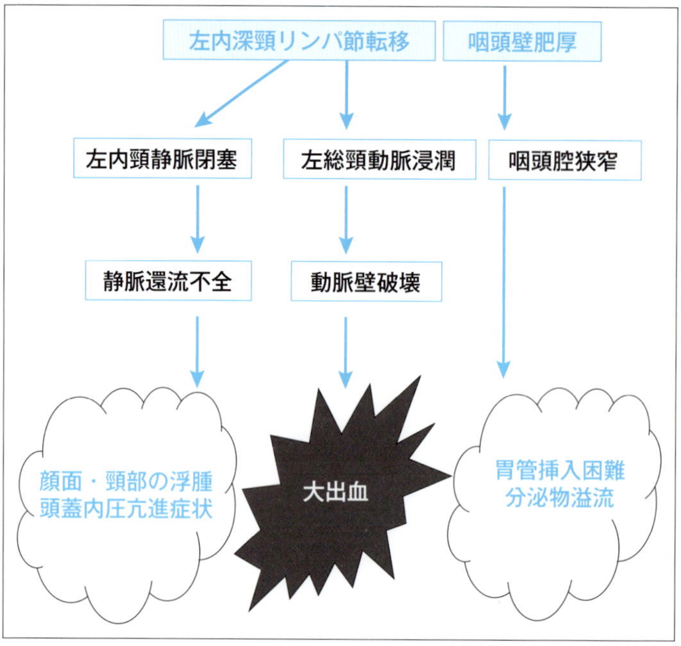

行路がうまく発達していないんですね。

　Sさんの場合,右内頸静脈も通常よりかなり細いです。図1にはうつっていませんが,右内頸静脈もどこかで右内深頸リンパ節に圧排されて,流れが悪くなっていると推測されます。そのうち右側にも浮腫が起きてくるのではないでしょうか。

　今は,すでに右も左と同じように腫れています。このCTを撮影した時より浮腫が悪化してきたんだと思います。

　一番の問題点は,**左総頸動脈**です。通常,動脈は厚い3層からなる丈夫な壁で囲まれていますが,Sさんの左総頸動脈は病変に取り囲まれて壁がはっきりせず,内腔も狭くなっています。病変の浸潤がこれ以上進むと,**動脈壁が破壊され大出血を起こす危険性**があります。

　そうなると命に関わる事態ですね。

　ところでShin先生,この左外頸静脈周囲に空気があるように見えるんですが,もしかして感染や壊死が起きているのではないでしょうか?

　これはおそらく気管切開時に迷入した空気がまだ残っているだけです。

　では,画像から読み取れるSさんの現状と今後の症状の予測について図2にまとめてみましょう。

入院後のケア方針をディスカッション

　今でも相当つらそうですが,さらに進むわけですね。動静脈・リンパ系の障害,神経浸潤,浮腫からくる苦痛には,非薬物的ケアも必要になりますね。

　放射線治療やうっ血で皮膚色も悪く,むくんで容貌も変化してしまっているので,アロマセラピー,全身オイルマッサージを提案しました。本人は前向きです。

　1人だけの時間が長くならないように計画を立てて,ケアを行いたいと思います。

やりとりする際には，本人が書いている時間を待つことが肝心ですね。

🧑 予後は，2〜3カ月あると考えています。その間に必要になるだろうことを予測して，動きたいと思います。

🧑 今は頸部より下にはほとんど症状がないので，動きたいと希望すればいろいろできるよね。でも，外出はイヤって言っているらしいじゃない。

🧑 はい，部屋の外へはまったく出たがりません。不安の表れから，1つひとつのケアにおいて，「すべて細かくきっちりしてほしい」という本人に，真摯に付き合っていこうと打ち合わせています。もっとリラックスできるといいのですが。

転院後2カ月経って

🧑 本日は，Sさんの鎮静の開始について，臨時でカンファをします。ここ数日で痛みが急に増悪しています。書けないので指で示していますね。「頭5，首5，肩5，口5，のど5」で，maxに振り切れています。

🧑 日に日に，顔・頭が大きくなって，まぶたが腫れて，目が開きません。唇も舌も腫れ，よだれ・鼻汁が溢れています。吸引すると出血し，なかなか止まらないんです。

🧑 頭痛やくびの痛みがひどいのに，ボーっとするのは嫌だと言い，オピオイドの増量や鎮静薬の使用はやめてほしいと言っていました。

🧑 胃管を自分で抜いてしまいました。もう気管内筒洗浄やトイレ歩行もできず転びそうです。5週間は効果があったアロマセラピーも，昨日は5分で「もうやめてくれ！」という感じでした。

🧑 今日はもう，乱れた字で「眠らせてほしい」「もうだめなのか」「献体します」と書い

ていますね。ご家族はまだそんなこと言っちゃダメと説得したらしいですが。

🧑 最近，ご家族は長時間付き添っています。でも，「命に関わるようなことが起きているのでしょうか？」「検査しなくていいのですか？」と質問してきます。

🧑 急な症状悪化なので，理解して納得できないのですね。**鎮静の適応を客観的に考えるためにも**CT撮影を考えています。

🧑 検査室に連れて行くのですか？

🧑 外から見えているだけではないご本人のつらさを共有することができないか，と思ったんです。今から鎮静を始めるとなると，相当長い期間になる可能性がありますね。どうですか？

🧑 同意見です。本人以外はまず，見えているところに圧倒されてしまうんです。客観的に病状の進展を把握すると，鎮静の必要性について冷静に相談していくことができると思います。

CTからSさんの状況を共有する

🧑 Shin先生，先日ご相談させていただいたSさんですが，転院前の画像所見で予測した通り，浮腫が急激に増悪してきました。本日，造影CTを撮りました（図3）。

🧑 腫瘍が増大して，**右の内頸静脈も閉塞**し，**右側にも浮腫**がみられますね。**総頸動脈は両側とも腫瘍に囲まれて，狭窄**しています（図3a）。

🧑 **動脈性出血の危険性**が増していますね。

🧑 胃管はどうしたのですか？

🧑 自己抜去してしまいました。再挿入は難しくて…。

🧑 そうですか。**咽頭の腫瘍は自壊**しているようです。腫瘍内部にポツポツと空気の濃度が認められ，これは自壊した腫瘍内に咽

図3 頸部造影 CT

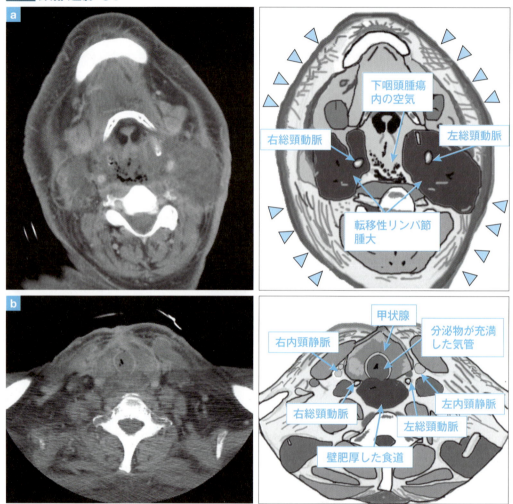

a：腫瘍の急速な増大により，両側内頸静脈の閉塞，両側総頸動脈の狭窄を認め，皮下組織の浮腫が増悪している（◁）。b：気管内腔には分泌物が充満している。

頭腔から空気が混入したものと思われます。

　自壊ですか。最近，吸引時の出血が多いのはそれが原因の1つかもしれませんね。

　図3bは，気管切開口直上の断面ですが，**気管の内腔には分泌物が充満しているのが**みられますね。

scout imageから読み取る

　図4a，bは，scout image[*1]ですが，この2枚の画像はSさんの今の状況をよく表しています。正常（図4c）では，口腔から咽頭内には空気の陰影が見えるはずですが，Sさんの場合はまったく見えません（図4b）。

　腫瘍や分泌物で気腔が完全に閉塞してしまっているんですね。

　また，皮膚の輪郭と頭蓋骨の輪郭の差で，**浮腫の程度が客観的に分かります**。

　今，私たちの目にはSさんの外側の輪郭しか見えていないけれど，本来のSさんの

[*1] **scout image**：scoutとは偵察の意味。位置決め画像ともいう。CT検査の最初にX線管球を固定し，寝台を移動させて撮影する単純X線写真のような画像。scout imageを参照しながら断層像の撮影範囲を決定する。

図4 scout images

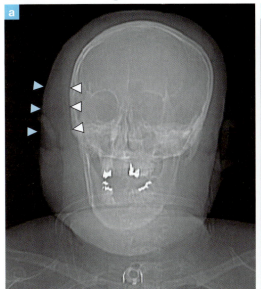
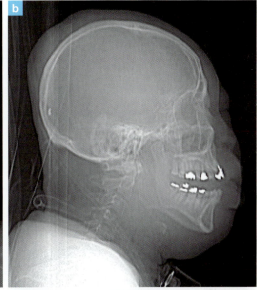
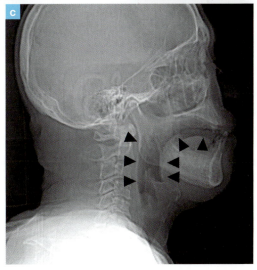

a：皮膚の輪郭（▶）と頭蓋骨の輪郭（▷）の差から浮腫の強さが想定できる。b：口腔・咽頭腔に空気陰影は認められない。c：正常例（参考画像）。口腔・咽頭腔に空気陰影が見られる（▶）。

顔の輪郭は，内側の頭蓋骨の輪郭に近いものだったんですよね。

さらに1カ月後，カンファレンスにて振り返る

🧑 Sさんの家族は，CTでがんの広がりを目の当たりにし，しんどさを実感され，鎮静を開始することに納得してくれ，本人もほっとしたようでした。

👩 その直後から，持続的に鎮静薬を少量使い始めたので，1カ月近く，Sさんも家族も比較的落ち着いた日々だったんですよね。

🧑 はい，互いに寄り添っていました。Sさんがゆっくり眠れるようになり，ご家族も夜は安心して帰宅されていました。

👩 先週になり，頸部左側から噴出性の大量

出血があり，ショック状態を呈しました。夜中のコールで駆けつけ，Pal先生と相談し，ダメモトで縫合して止血を試みました。2針かけたところ，出血がみられなくなり，身じたくを整えることができました。そこに家族が到着されたんです。

　真っ赤なガーゼにひるむのではなく，腫れがひいたので，「お父さんの顔が元通りになった」とご家族は喜んでいました。その後はずっと付き添われ，たくさんの思い出話を私たちにしてくださいました。昏睡のまま2日後，静かに息を引き取られました。

　進行頭頸部がんの多彩な症状による全人的苦痛のアセスメントとケアを多職種で，カンファレンスを繰り返しながらやり通せたと考えられるケースでした。コミュニケーションが容易でない場合のスピリチュアルケアは，Sさんから私たちに残された課題として受け止めたいと思います。

参考文献
1) 大嶋健三郎：頭頸部がんにおける困難症状とその治療アプローチ．緩和ケア　21：35-42, 2011
2) 中村　宏：内頸静脈の側副血行路．千葉医学　70：113-120, 1994

クリニカル・パール
❶ keyになる画像1枚を理解することで，今まで，現状，これからが分かる
❷ 見えるところ，見えないところ，どちらにもつらさが潜んでいる．見逃さないで！

読影メモ
血管とリンパ節の見分け方

☑ CT横断像で，血管と血管周囲にあるリンパ節の見分けが難しい時は，複数の連続横断面を見て確認する．

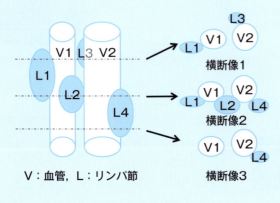

V：血管，L：リンパ節

血管は横断像1〜3すべてで連続して見られるが，リンパ節は一部の横断像でしか見られない．

おさえておきたい！
気管切開後の気管カニューレの管理

平間真理子（横浜保土ヶ谷中央病院 耳鼻咽喉科）

はじめに

 頭頸部進行期がんの患者は，たいがい病変部が気道に関わることは，容易に想像がつきます。腫瘍の増大による上気道閉塞，反回神経麻痺などにより十分な換気が困難になった場合，気道の確保のために行われるのが気管切開術です。気管切開術は，文字通り気管に孔を開ける手技です。

 図5のように作成された孔にはL字型にカーブし，直接下気道に交通する気管カニューレが挿入されます。本稿では，気管カニューレの種類とそれぞれの機能の違い，また気管カニューレのトラブルとケアについて触れたいと思います。

気管カニューレの種類，それぞれの機能

 気管切開術を施行した直後，血液や唾液などの分泌物が下気道に垂れこまないように，まず図6aのようにカフ付きの気管カニューレを挿入します。このカフによって上気道，下気道を遮断します。垂れこむものがなければ，また人工呼吸器を使用しないのであれば，カフなしのカニューレとなります。これだけでは上気道（声門）を空気が通過しないので，発声をするためのものはカニューレのカーブに上への孔（側孔）がついています（図6b）。いわゆるスピーチカニューレといわれるものです（図6bはカフ

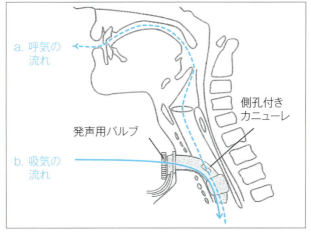

図5 発声可能な気管切開カニューレを使った時の発声のメカニズム[1]

a. 発声用バルブが閉じて空気が声門を通過し，口に抜けるため発声ができる。b. 発声用バルブが開いて，気管切開孔から空気が入る。

図6 気管切開カニューレの構造

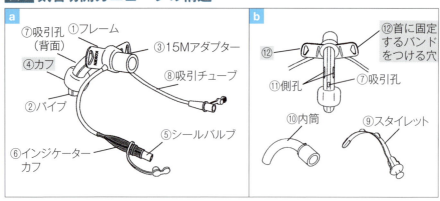

〈引用文献1）より一部改変〉

付きですが，一般的なスピーチカニューレはカフなしです）。

基本的に，上（上気道）からの分泌物を遮断するのと，発声する（声門を通る）のは相反するものなのですが，短時間でも話したいという目的で，外側（外筒）がカフ付きで，かつ発声の孔がついていて，発声しない時は内筒を入れておくタイプのカニューレがあります。こういった外筒・内筒があるものは，複管式といわれるカニューレです（図6b，図7[2]）。

上気道が腫瘍などで完全に閉塞していて，唾液なども上気道から垂れこんでこないような症例には，カフ・孔のない複管式のカニューレを使用することもあります。内筒は，自分で外して内腔の痰を掃除することができ，在宅に適しています。

気管カニューレのトラブルとケア

カニューレは異物なので，さまざまな不都合が生じることがあります。多く経験するのは肉芽形成，出血です。肉芽は上皮の欠損から生じます。

図5でみるように，カニューレが気管に入る前に皮膚との間に組織があります。われわれ耳

図7 複管式のカニューレ[2]

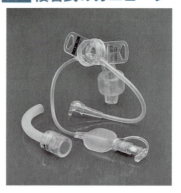

鼻咽喉科医が気管切開術を行う時，長期に孔を管理する場合，肉芽を生じさせにくくするために，気管を逆U字型に切開します。そして，周りは皮膚を落とし込んで気管粘膜との間に隙間を生じさせないように気切孔を作成します。

しかし，気管切開術は，その目的から緊急で行われることも多く，切開も縦切開や横切開のみであったり，また低栄養・感染から，皮膚を落とし込んでも創部が離開して上皮の欠損が生じ，それが肉芽の形成につながります。緊急で行う輪状甲状間膜切開は，カニューレをその部位に長期に留置すると必ず肉芽を生じるので，早めの気管孔再作成が必要です。

肉芽は気管孔を狭め，誤挿入（気管に入らず

に手前の皮下組織にカニューレが入ってしまう)や，抜去(交換)困難を生じさせます。肉芽形成を防ぐため，痰などの分泌物をこまめに除去し，気管孔を清潔に保つことが大事です。カニューレ先端やカフも，分泌物で感染のもととなるので，カニューレ自体は，汚れが著しければ週1回の交換が望ましいです。

　長期の管理としては，気管カニューレの径(サイズ)と角度がポイントです。これらが合っていないと，気管粘膜を傷つけ，肉芽形成，出血の原因となります。材質，長さなども異なるものが，ありますが，特殊なものですので本稿では触れません。径は，細くしてしまうと孔が小さくなり，カフの部分が交換時にひっかかって傷つき，出血，肉芽形成の一因になるので，なるべくサイズを維持することが望ましいです。

　また，カニューレ先端が角度によって気管粘膜にあたることもあり，ひも〈バンド〉(**図6b**)の締め方で一部が強く圧迫されたりすることもありますので，挟むガーゼの厚みなどで調整していくのも良いと思われます。

おわりに

　気管カニューレが留置してある患者は，その管理がQOLに直結しているといっても過言ではありません。適切な対応を知るためにも，カニューレへの理解が必要です。

引用文献
1) (株)高研：製品総合カタログ(Medical Devices Catalog). p.4, (株)高研, 2012
2) 上掲書1), p.5

参考文献
1) 折田洋造：気管切開術. 小松崎篤 監：耳鼻咽喉・頭頸部手術アトラス(下巻). p.125-128, 医学書院, 2000

第4話

肺がんの縦隔リンパ節転移
―上大静脈症候群

急に顔と首が腫れてきたんですけど，大丈夫でしょうか？

1週間前から顔面・首・腕の腫れ

- Tomo さん（緩和ケアチーム看護師）
- Ken 先生（緩和ケア科研修医）
- Hide 先生（緩和ケアチーム精神科医）
- Shin 先生（放射線科医）

▶緩和ケアチームの病棟ラウンド前のミーティングにて

👩 今日のラウンドは，昨日入院となった肺がんの患者さんからです。Ken 先生は，このMさんのことを知らないと思いますが，前回入院時，化学療法の悪心・嘔吐に難渋して，緩和ケアチームが呼ばれたんです。

👨 それで，カルテを読んでまとめてきました。
〔メモを読む〕Mさんは52歳女性，2人のお子さんがいて，銀行に勤めています。5年前，人間ドックをきっかけに肺がんの診断となり，当院の呼吸器病センターで右上葉切除術，縦隔リンパ節郭清を受けています。stageⅢaでした。

👩 それで，術後にシスプラチンとナベルビン®による化学療法を受けたのですが，悪心・嘔吐の副作用が激しく続いて，パニック症候群を起こして，緩和ケアチームが呼ばれました。

👨 ベッドサイドに行ってみたら，すごく落ち着かなくて，まさしく静座不能だったんだよ。**アカシジア**[*1]と診断して，まずナウゼリン®，プリンペラン®を止めても症状は続いてね。原因薬は不明で，アキネトン®や，リボトリール®など使っても，なかなか改善されなくって…。結局，化学療法は中止し退院。以後，私の精神科緩和ケア外来に2カ月ごとに通っていました。

👩 肺がんの治療は，その後どうしたのですか？

👨 翌年，イレッサ®を導入して縮小効果が出ていましたが，3年目に腫瘍増大があり，**タルセバ®**[*2]に変更されました。効果判定ではSD（stable disease）ということでした。

吐き気の出る可能性のある抗がん剤は，本人がどうしても使いたくないために，タルセバ®で半年間ねばっていました。しかし，「皮膚障害，特に両手の爪がひどくて，本人の強い希望もあり4週間前に中止することになった」とカルテにはありました。

👩 一生懸命スキンケアをしても無駄みたいで，先週の外来では，「つらくてタルセバ®は止めさせてもらったんです」と言っていました。確かに，顔や首の腫れとほてりのことも聞きました。

👩 その外来診察のあと，顔のむくみが日に日に強くなり，首から腕まで腫れてきて痛

[*1] **アカシジア**：抗精神病薬などの有害事象で，抗ドーパミン受容体作用による錐体外路症状の1つ。静座不能症とも呼ばれ，おもに下肢むずむず感があり，落ち着かない。イライラした感じの精神症状も引き起こす。

[*2] **タルセバ®**：分子標的薬で，一般名はエルロチニブ。上皮増殖因子受容体チロシンキナーゼ阻害剤。切除不能な再発・進行性で，がん化学療法施行後に増悪した非小細胞肺がんと治癒切除不能な膵がんに適応がある。**投与中止後の急激な病勢増悪（disease flare）**を認めることがあり，注意を要する。

図1 胸部単純X線写真正面像

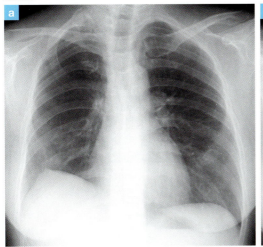
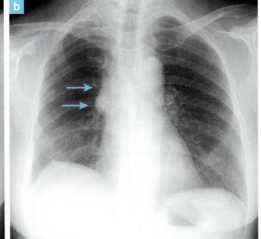

a：症状出現前に撮影。b：顔面，頸部の浮腫出現後に撮影。気管右側から右肺門上部にかけて縦隔影の輪郭が右に張り出している（→：右第1弓の突出）。

くなったので，電話相談したらしいです。
「急なむくみで緊急入院，それも，放射線をすぐに当てる必要があるくらいリンパ節が腫れていると聞いて，相当動揺している」と看護記録にあります。

― 頭痛，呼吸苦もあるようですね。今回の診断は**「上大静脈症候群」**となっています。
― 昨日撮ったCTがありますが，放射線科に寄って，Shin先生に解説していただき，病態を理解してからラウンドしましょう!!
― 私も先週は，思いもつかなかったので，ぜひ教えてもらいにご一緒します。脳の血流にも変化がある症候群ですからね。

上大静脈の解剖と画像所見

▶読影室で

― Shin先生，またお邪魔します！
― 今日は緩和チームがお揃いですね。
― はい，今日は**上大静脈症候群**の画像所見について勉強しに来ました！
― それは，それは。じゃあ，まず胸部X線単純写真から見ましょう（図1）。
― 上大静脈症候群発症後の写真（図1b）では，右の第1弓が張り出してますね。
― 右の第1弓って，上大静脈のこと？
― 正常時（図1a）の右第1弓は上大静脈右縁だけれど，張り出した時（図1b）は，病変の輪郭を見てる場合がほとんどだよ。
― 縦隔腫瘍，肺がん，リンパ節腫大，腕頭動脈蛇行などで張り出しますよね。
― おう，Ken君，スラスラ出てくるね。
― そう，その中でも，Mさんの場合は肺がんの既往から，リンパ節腫大を一番に疑うね。では，CTで上大静脈の周囲に病変がないか見てみよう。

▶胸部造影CT（図2～4）供覧

― 上大静脈の解剖を思い出さないと…。
― **上大静脈は頭部，頸部，両側上肢など，上半身から戻ってきた静脈血を集めて右房に返す静脈**だったね。症状出現前のCT（図2a）では上大静脈はどこ？
― 縦隔の右側に見えてるこの太い血管が上

図2 胸部造影CT

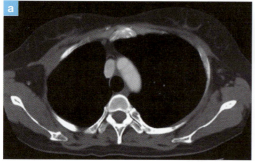
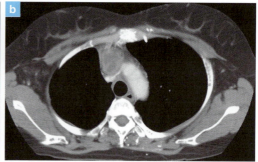
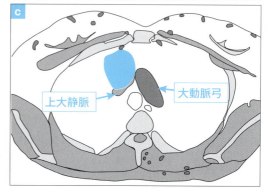

a：症状出現前。上大静脈は正常。b：症状出現後。腫大したリンパ節■により上大静脈が強く圧排されて狭窄している。

図3 胸部造影CT冠状断像

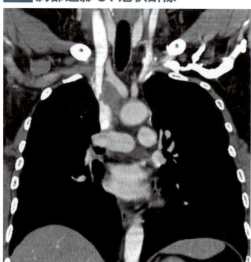
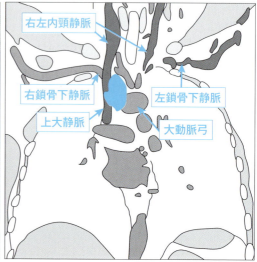

上大静脈は左側からリンパ節■に圧排されて狭窄している様子が分かる。

図4 胸部造影CT

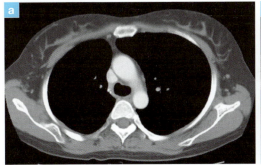
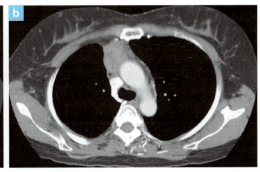
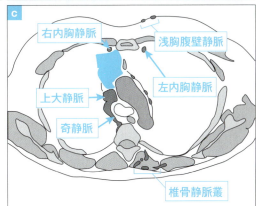

a：症状出現前。奇静脈は細い。
b：症状出現時。拡張した奇静脈が上大静脈へ流入している。左背部の筋内に拡張した椎骨静脈叢が認められる。

大静脈ですね！

上大静脈症候群

　昨日のCT（図2b）だと，右前縦隔リンパ節が腫大して上大静脈を圧排してる！

　冠状断*3像（図3）だと，上大静脈狭窄の全体像がさらによく分かるな。

　こういう強い狭窄を来してる状態を「**上大静脈症候群**」というんですか？

　「**上大静脈症候群**」は，上大静脈の狭窄・閉塞のことではなく，それによって起こるさまざまな「病態の総称」だよ。上半身からの静脈血が心臓に返れないので，静脈血がうっ滞してしまい，顔面や上肢の浮腫，頸静脈の怒張，呼吸困難，頭痛などさまざまな症状が出てくる。

　まさしくMさんの病態だわ。

上大静脈の側副血行路

　あら？　図4bの背中の左側の筋肉内に見えるこの白い線は何だろう？

　いいところに気づいたね。これは側副血行路に流れ込んだ濃い造影剤だ。Mさんの場合，CT撮影直前に左上肢からヨード造影剤を静注したので，通常なら造影剤は**左上肢の静脈→左鎖骨下静脈→左腕頭静脈→上大静脈→右房**に流れる。最初は高濃度だった造影剤も胸壁や頸部，右上半身からの静脈血と合流し，右房で下半身からの静脈血と合流すると，希釈されて低濃度になっていく。そして，低濃度の造影剤が心臓から全身の血管へ流れて行くはずなんだ（図5）。

*3 **冠状断**：身体を前後2つに切り分けるような断面のこと。

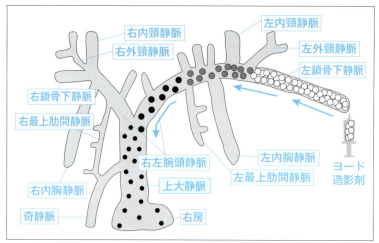

図5 上大静脈への造影剤の流れ（正常例）

左上肢から造影剤を静注した場合，他の静脈と合流するたびに造影剤が希釈されていく（○濃い造影剤，●●希釈された造影剤）。

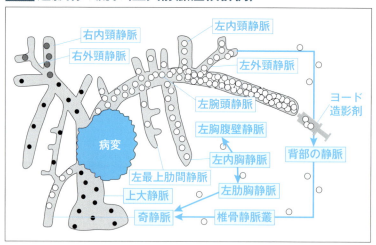

図6 造影剤の流れ（上大静脈症候群例）

狭くなった上大静脈を迂回するため，内胸静脈，背部の静脈，奇静脈などへ高濃度の造影剤が流れていく（○濃い造影剤，●●希釈された造影剤）。

😀 でも，Mさんの場合，上大静脈を迂回しないと心臓に戻れないから，通常ではありえない経路に高濃度の造影剤が流れるんですね（**図6**）。

🧑‍⚕️ その迂回路を**側副血行路**というんだ。

🐻 あ，奇静脈内の濃度もやけに高いから，これも側副血行路ですか？（**図4b**）

🧑‍⚕️ そうです！　背部へ迂回した血流が椎骨静脈叢→奇静脈へと流れるから，奇静脈の造影剤濃度も通常より高いんです。ほら，内胸静脈や浅胸腹壁静脈も側副血行路になってるから，症状出現前より拡張して高濃度でしょ？　拡張した皮下の静脈は視診で分かるはずだから，ラウンドでよく観察

図7 造影T1強調画像冠状断

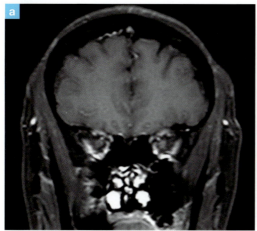
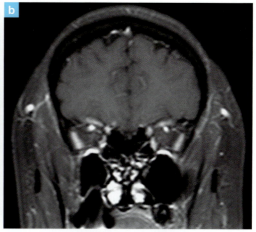
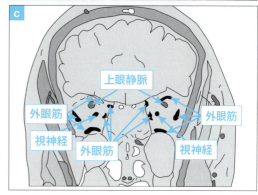

a：症状出現前，b：症状出現後。症状出現後は出現前に比べ，頭蓋内静脈圧亢進により両側の上眼静脈が拡張している。

してね。
🧑 了解です！ でも，側副血行路がたくさんできてれば，うっ滞しないから症状は出ないのかな…？
👨 側副血行路の完成には最短でも10週間かかるといわれているし，大きな静脈に急激に生じた狭窄，閉塞には間に合わず，どうしても症状が出るんだよ。

上眼静脈の拡張をチェック

🧑 話は変わりますが，Mさんは頭痛もあるんです。頭部MRIで所見は出てますか？
👨 図7で上眼静脈を見てください。
🧑 症状出現前（図7a）に比べると出現後（図7b）は，上眼静脈が拡張してきてますね。
👨 上眼静脈は弁がなく，海綿静脈洞と直接連続してるので，頭蓋内静脈圧が上昇すると拡張しやすいんです。
🧑 上眼静脈拡張は頭蓋内静脈圧上昇のサインですね！
🧑 なるほど。画像を見たら，Mさんに顔面，上肢の腫れ，頭痛が急に起きてきた理由が納得できました！

がん治療継続をサポート

🧑 Tomo さん（緩和ケアチーム看護師）
👨 Ken 先生（緩和ケア科研修医）
🧑 Hide 先生（緩和ケアチーム精神科医）

表1 上大静脈閉塞の臨床像

概　念	上大静脈の圧迫・閉塞のために静脈還流が障害され，頭頸部や上肢に静脈血のうっ滞による症状を呈する症候群
病　因	肺や縦隔の腫瘍（非小細胞肺がん，小細胞肺がん，非ホジキンリンパ腫，リンパ節転移など），静脈腔内血栓形成，中心静脈カテーテル合併症，放射線照射後の線維化，胸部大動脈瘤
よくみられる症状	息切れ，頸部と顔面の腫脹，体幹と上肢の腫脹，窒息感，頭重感，頭痛
起こる可能性のある症状	胸痛，咳，嚥下困難，嗄声，認知障害，幻覚，けいれん
よくみられる身体的症候	胸部静脈の怒張，頸部静脈の怒張，顔面腫脹，頻呼吸，顔面紅潮，チアノーゼ，上肢の浮腫，声帯麻痺，Horner症候群
重症時の症状	喉頭喘鳴，昏睡，死亡
治　療	放射線治療，原因疾患の治療，ステロイド投与，ステント挿入

〈文献2）より一部改編〉

▶Mさんのラウンドをしたあと

　確かに，顔全体の浮腫と紅潮，頸が腫れ，息苦しそうに頻呼吸，両腕が腫れて重い，など上大静脈の狭窄症状（**表1**）がそろっていましたね。それでも昨晩がピークだったと言ってましたが。

　きっと昨日，今朝とステロイドを投与した効果が出ているんですね。まだ頸部静脈の怒張はハッキリ見えました。

　先週お会いした時の顔とだいぶ違いました。ビックリです。横になると頭痛が悪化するので，全然眠れていないみたいですね。

　タルセバ®中止の理由，両手を見せてくれましたね。あの爪だと，銀行の窓口勤務はきつかったですね。皮膚のセルフケアって続けるの大変。皮膚障害は抗腫瘍効果の表れだから頑張れって説明聞いてもね…。特に爪囲炎は根気よく，薬を止めても付き合わないといけないでしょ。

　次の抗がん治療を決めかねている間にこうなって，「自己責任だ」と言っていました。

　今も抗がん剤と聞いただけで，悪心が襲ってくるそうです。パニックは抑えられているので，意思決定に対して十分にサポートすれば，前向きに考えられると思いますよ。

　子どもの希望する学校に行かせるために，まだまだ働きたいから頑張るそうです。受験も近づいているので，お子さんたちには病気のことをきちんと説明できていないって。

▶1週後，ラウンド前の情報交換にて

　放射線の効果はまだ出てこないですね。ふらつき感，声枯れ，飲み込みにくさなど，有害事象の方が加わってきています。頭痛もあって眠れないし，もう散々だわって言っているらしいです。そんな中，新たな化学療法の説明はすでに聞いていますが，やっぱり躊躇しています。

　今回の抗がん剤は，前のものより悪心・嘔吐は少ないと説明されたのですが，パンフレットの「悪心・嘔吐，食欲低下」と書いてある文字を見ただけで，また思いとどまってしまったわけです。今日は，チームの薬剤師さんが来ていないけど，Mさんへ説明する際の留意点を特別に検討してもらいましょう。

抗がん剤治療に踏み切るためには，今までのMさんの経験を理解したサポートが必要だろうな。夜もう少し眠れるように，今日は本人と一歩突っ込んで相談してみます。

参考文献
1) 大西秀樹：がん患者の心を救う—精神腫瘍医の現場から．p.118-127, 河出書房新社, 2008
2) 武田文和 監訳：トワイクロス先生のがん患者の症状マネジメント．第2版, p.380-381, 医学書院, 2010
3) Eren S, et al：The superior vena cava syndrome caused by malignant disease：imaging with multi-detector row CT. *Eur J Radiol* 59：93-103, 2006
4) 岩橋　一, 小崎正己, 吉岡孝明, 他：上大静脈閉塞時の副血行路の役割．脈管学 7(1)：62-63, 1967

クリニカル・パール
❶ 脈管の狭窄はどこで起こっているかだけでなく，進行速度にも着目せよ
❷ 治療を中止する際にも，注意が必要な場合がある。

読影メモ

造影剤の注入

☑ CTの造影剤は，通常は自動注入器につないで静脈内へ注入する。なぜ，自動注入器で注入するのか？
　造影剤は粘稠度が高く，点滴で入れると時間がかかるし，かといって，手押しで入れるのは疲れるから？

☑ そうではない。造影剤は最適な量を，最適な時間から注入を開始し，最適な時間内に入れ終える必要があるからなのだ。（例：造影剤80 mLを撮影開始30秒前から40秒間で持続的に注入）

☑ 自動注入器での高速注入は高い圧力がかかるため，<u>22ゲージ以上の留置針</u>，<u>ロック付き耐圧チューブ</u>，<u>耐圧三方活栓</u>などを使用する。病棟で入れていた点滴をそのまま流用しよう…ということは不可能なことが多い。
　多くの病院では，放射線科専属ナースが，毎日多くの患者さんの静脈確保を確実に行って良好な画像の撮影に貢献している。

第5話

肺がんの心膜浸潤—心タンポナーデ

あぁ，息すんのえらいわぁ，どないしてやぁ

急な呼吸困難，失神発作の新患

- Tomo さん（緩和ケアチーム看護師）
- Pal 先生（緩和ケア科医師）
- Ken 先生（緩和ケア科研修医）
- Sasa さん（緩和ケア実習看護師）
- Shin 先生（放射線科医）

▶院内電話で連絡

　ER（救急外来）からコールです。80歳の女性で，緩和ケアを受けたいと来院した患者が，外来の受付で失神発作を起こして，運ばれたらしいんです。

　紹介患者さん？　意識は戻ったの？

　すぐに戻りました。どうやら紹介状なしです。肺がんの診断をすでに他院で受けています。緩和ケア病棟の入院の順番を待っている間に，咳，呼吸困難が急速に悪化したため，当院近辺（関東）で暮らしている長男が，関西の実家から新幹線を使って連れてきたんです。

　無茶したねぇ。とにかく行ってみましょう。Ken 研修医も連れて行きますよ。

　私も，緩和ケアの認定看護師目指して実習している看護師を連れて行きます。

▶ERのカンファレンス室でブリーフィング

　補液，酸素投与などで，本人から話を聞くことができるようになりましたね。

　はい。Kさんですが，長期に続く咳嗽と呼吸困難を主訴にB病院を受診し，肺がんⅣ期と診断されて，説明を受けています。緩和ケア病棟へ入院予約をとる外来にも行ったようです。紹介状は，その時に渡してしまったから手元にない，とのことでした。

　Kさんは，関西で介護が必要なご主人と2人暮らしです。1カ月以上咳が続きましたが，受診しませんでした。息切れがひどくなり，ヘルパーがB病院に連れて行きました。

　その際，「CT撮りはって，胸に針ば刺して，『あんたはもう肺がんの末期やさかい"かんわびょうと"のほうへ行かはった方が楽なんやちゃいますか』て言うんで，待ってたんや」とのことです。

　入院を待つ間も，夫の介護をしていました。横になって眠れなくなり，動悸も生じ，電話で初めて息子さんに相談したのが昨日だったんです。

　肺がんの治療はまったく受けていないのに，緩和ケア病棟か…。さっき息子さんにね，当院の呼吸器内科と緩和ケアチームで協力して，症状コントロールとがんの治療を再度検討しませんかと提案してみたんだ。すると，「うちの母親抜きで話を決めても納得してくれないと思うから，一緒にお

図1 入院時の胸部単純X線写真

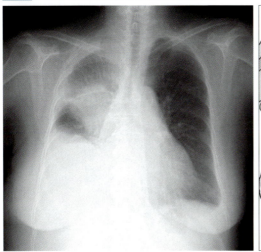
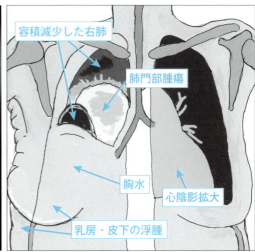

右肺門部腫瘤影，右胸水貯留，心拡大が認められる。右の乳房陰影や皮下組織の厚みは左に比べ大きく，右半身優位の浮腫を疑う。

🙂　バイタルサインは，体温36.5℃，血圧84/58，脈拍118，呼吸28回，起坐呼吸，酸素3 L/minでSpO₂ 93%，レベルはクリアで苦しそうです。認知機能に問題は，ほぼありません。失神発作は，低酸素血症に脱水が加わって起こったと考えています。これから胸水を抜くらしくって。

🙂　外来で？ 試験穿刺かな？ でも，どっちにしろドレナージチューブ留置が必要でしょ。先に入院ベッドの確保をお願いして，われわれは苦しいのをとるために，モルヒネ投与を検討しましょう！ どう，Ken先生話してみる？

🙂　さっきから，Kさん，スタッフが話しかけても「もうええわ」って繰り返して，下を向いてるんです。病院に着いてもずっと苦しいままですからね。無理もないです。モルヒネの内服はできると思うんですよ。

🙂　了解です。塩酸モルヒネ2 mgで5回分処方しておきます。CT撮影前に説明しますね。

🙂　私たちも一緒に行きます。その後，新患カンファの前にShin先生から画像について，Sasaさんと教えてもらってきます。

呼吸困難の原因を読み取ろう

▶読影室にて

🙂　Shin先生，こちらは後輩看護師のSasaです。

🙂　おお，よろしく。

🙂　よろしくお願いします。読影室に入るなんて初めてです。今日は，急激な呼吸困難の悪化で入院されたKさんの写真を持ってきました。前医で，すでに右肺がんと診断されています。これは入院時の胸部単純X線写真です（**図1**）。

🙂　右肺の膨らみが悪いな，確かに苦しそうだ。

🙂　肺が膨らまないのは，胸水貯留が原因ですか？

🙂　胸水の貯留だけではなく，おそらく右肺門部のがんで右気管支が閉塞し，**閉塞性無気肺**も合併して，膨らみがさらに悪くなっているんだろう。

図2 閉塞性無気肺（b）と受動性無気肺（c）

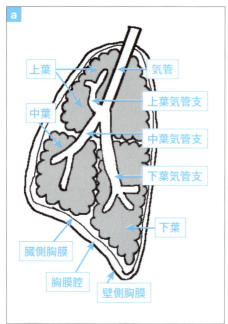
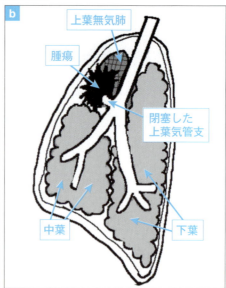
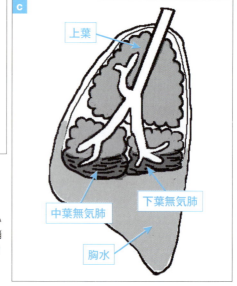

a：正常肺のシェーマ（右肺を左側から見ている）。b：腫瘍により気管支が閉塞すると、末梢の肺全体が閉塞性無気肺となる。c：胸水により圧迫されると、中葉・下葉の一部が膨らめずに、受動性無気肺となる。

👩 閉塞性無気肺って何ですか？

👨 無気肺のおもな種類には、**閉塞性無気肺**と**受動性（圧迫性）無気肺**があるんだ[*1]（図2）。Kさんは、閉塞性・受動性の両方がありそうだ。それに心臓が大きいぞ。心疾患の既往はあるの？

👩 心疾患の既往はないのですが、心音減弱、血圧低下、静脈怒張があり、**心タンポナーデ**[*2]も疑われているんです。

CTで状況を把握しよう

👩 これは、先ほど撮影した胸部単純CTです（図3）。

👨 ほう…。やはり、**右肺門部の腫瘍によって、右上葉気管支が閉塞されている**ね。そ

[*1] ほかに癒着性無気肺、瘢痕性無気肺などもある。
[*2] **心タンポナーデ**：心膜腔内に液体が貯留し、内圧が上昇する。心室拡張障害をきたし、心拍出量が低下する病態。頻脈、低血圧、呼吸困難、失神、頸静脈怒張などを呈する。治療は、心膜腔穿刺による排液。

図3 胸部単純CT

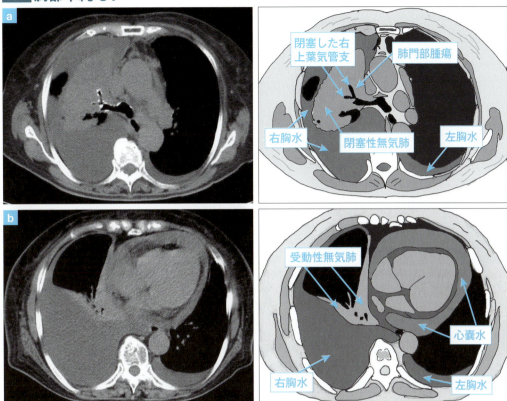

a：縦隔条件。腫瘍により右上葉気管支が閉塞し，右上葉が閉塞性無気肺になっている。腫瘍と無気肺は濃度が等しいため，境界は同定できない。
b：縦隔条件。右胸水による圧迫で，右下葉辺縁域が受動性無気肺を起こしている。心嚢水貯留もみられる。心機能低下により，左胸水も貯留している。

の先の肺には，空気が届かず閉塞性無気肺になっている（図3a）。

　この塊は，気管支周囲の「腫瘍」と，その外側の「無気肺になった肺」を見ているんですよね…。でも，腫瘍と無気肺の境目がどこなのか分からないです。

　単純CTだと，腫瘍と無気肺は同じような濃度を示すことが多いから，区別するのが難しいんだ。

　腫瘍が上葉気管支だけを閉塞しているのなら，中葉や下葉は無気肺にならないはずですよね？

　図3bを見てごらん。大量の胸水に圧迫さ

れ，右下葉辺縁域が受動性無気肺になっている。でも，圧迫されていないところは，無気肺になってはいないね。

　じゃあ，胸水をドレナージすれば圧迫がとれて，受動性無気肺の部分は膨らんで，呼吸困難が改善してくる可能性がありますね！

　そうだね。ただ，問題は胸水だけじゃないからな。心臓はどう？

　あれ，単純X線写真では心拡大があるように見えたのに，CTで見ると心臓は小さいですね。周りにあるのは心嚢水ですか？

　うん，**心膜腔に心嚢水が溜まり，心臓が**

図4 右胸水，心嚢水ドレナージ後の胸部単純X線写真

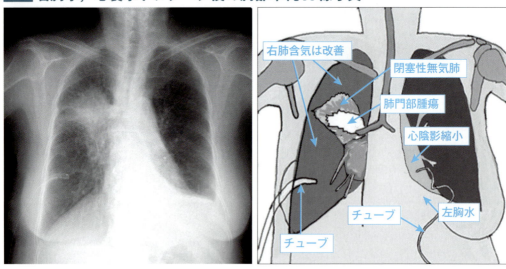

右胸水が消失し，右肺の膨らみは改善し，心陰影は縮小しているが，右肺門部腫瘤影は残存している。心嚢ドレナージチューブが入っているが，はっきりと描出するには画像のコントラストを変化させる必要がある。

うまく拡張できてないんだね。CT上も心タンポナーデが疑われる。急激に呼吸困難が増悪したのは，これが原因だろう。緊急で心嚢水のドレナージも必要そうだ。

胸水，心嚢水穿刺排液後

- Shin先生，昨日，**循環器内科の先生がエコー下で心嚢水ドレナージを行い**，その後，**呼吸器内科の先生が右胸水ドレナージを施行**しました。Kさんの呼吸困難はすっかり良くなり，心機能も改善しています。
- 胸部単純X線写真（図4）で見ても，右胸水が減り，右肺の膨らみが改善しているね。心陰影も縮小し，皮下の浮腫も軽減しているる。
- そうなんです。浮腫は，心タンポナーデによる心機能低下が原因だったようで，ドレナージ後はすっかりよくなりました。
- でも，図4を見ると，右肺には大きな腫瘤影がまだ残っていますね。
- うん，右胸水と受動性無気肺は消失しても，右肺がんと閉塞性無気肺は残っているからね。今後は肺がんの治療に本腰を入れていくんだろう。
- Kさん，怖い思いをして，**左胸も右胸も**穿刺は受けてくれたけど，これ以上頑張れるかな…。

分子標的薬治療の効果は？

- Shin先生，Kさんの化学療法が一段落ついたので，経過報告に来ました。
- これは，昨日の胸部単純X線写真です（図5）。
- 腫瘍は縮小し，胸水，心嚢水の再貯留はないようだね。
- はい，Kさんの場合，**がん性胸膜炎・がん性心膜炎による胸水・心嚢水**だったので，再貯留予防のために，ピシバニール®*3による胸膜・心膜癒着術も行いました。
- それに，胸水，心嚢水からEGFR*4遺伝

---

*3 抗悪性腫瘍薬の1つ．溶解液を漿膜腔内に注入する．
*4 epidermal growth factor receptor（上皮成長因子受容体）の略語

図5 分子標的薬治療後の胸部単純X線写真

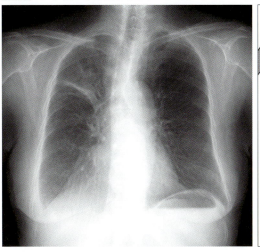
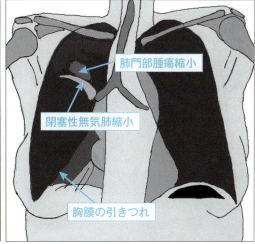

右上葉無気肺は残存しているが，右肺門部腫瘤影は著明に縮小している。
右胸膜は，癒着術の影響で引きつれている。

子変異陽性の腺がんが証明されたので，ゲフィチニブ投与療法[*5]が施行されたんです。

🧑‍⚕️ CTで見ても，腫瘍が縮小し，腫瘍による気管支閉塞が解除され，右上葉の閉塞性無気肺が消失していることが分かるね。治療が奏功しているな（図6a，b）。

👩‍⚕️ はい，胸水貯留・心嚢水貯留がないこともCTで確認できました（図6c）。

🧑‍⚕️ 入院時は，症状が強くて治療に消極的だったKさんも，胸水ドレナージ・心嚢水ドレナージで症状が改善したあとは，治療に前向きになりました。薬剤性皮膚障害予防のため，保湿剤によるスキンケアも積極的に頑張っています。

👩‍⚕️ 息子さんも，とても喜んでいるんです。

🧑‍⚕️ 今後も，症状や画像を注意深く観察し，腫瘍の再増大，胸水・心嚢水の再貯留，薬剤性肺障害の出現がないか，チェックしていく必要はあるね。

在宅緩和ケアへつなぐ

▶緩和ケアチーム定例カンファレンスにて

🧑‍⚕️ Kさんは，来週から外来通院？　ほんと，すっきり症状がなくなったね。副作用も特別ないので，イレッサ®は継続するんだよね。

👩‍⚕️ 継続です。ただ，退院後すぐ，関西のKさんの家に戻るそうです。

🧑‍⚕️ 60年以上暮らした土地に戻って，旦那さんのお世話をして，人生を全うしたいと希望されています。一緒に入るお墓もちゃんと用意してあるからって。

🧑‍⚕️ イレッサ®も続けながら，Kさんご夫婦を一緒にみてくれる在宅ケアチームを探せたらしいじゃない。良かったよ。

👩‍⚕️ 私からは，「ご自宅で，訪問診療も看護もリハビリも受けられるから便利ですよ。その在宅医療チームには，トータルヘルスプランナー[*6]がいるから，よく相談してくだ

[*5] EGFRチロシンキナーゼ阻害薬の一種。手術不能または再発非小細胞肺がんが適応。副作用は，皮膚障害・下痢・肺臓炎などがあり，経口薬であるが，開始当初は入院治療となる。商品名：イレッサ®

[*6] トータルヘルスプランナー：1人暮らしの人や，在宅療養に必要な介護力が少ない人などに対応する際に，患者本人・家族に必要な人やサービスをつなぎ，コーディネートする司令塔の役割をする人。医療，看護，介護，福祉，保健に関するすべての知識や，情報に精通していることが資質となる。

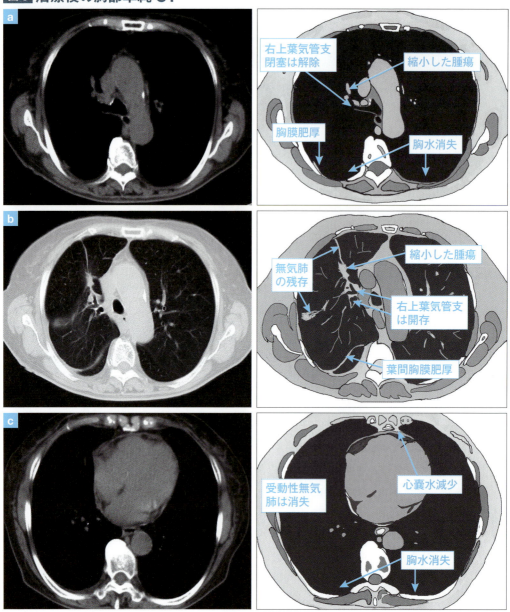

図6 治療後の胸部単純CT

a：縦隔条件。右肺門腫瘍は縮小し右上葉気管支の閉塞は解除されている。b：肺野条件。閉塞性無気肺がわずかに残存している。c：縦隔条件。両側胸水は消失し，受動性無気肺が消失している。心嚢水も減少している。

さいね」って，息子さんとKさんにお話しました。「いったん諦めた命を助けていただいたのですから，おじいさんと2人，気張ってもう少し生きてみます」と話してくれました。

　イレッサ®の効果は，ずっと持続するかもしれないし，逆に，しばらくしたら副作用がつらいとか，効果が消えて肺がんが再発する場合もあるね。再発しても，Kさんはもう新たな抗腫瘍治療は好まないかもしれ

ないよ。Kさんの意向に沿ったサポートを，今後も在宅チームがつないでくれるといいね。

 私も，今度学会でそのチームのナースと会えそうなので，話してみます。

 やっぱり，**顔の見える連携**が大事ってことですか。僕もKさんの訪問診療に同行させてほしいなあ。

参考文献
1) 上野千鶴子，小笠原文雄：上野千鶴子が聞く小笠原先生，ひとりで家で死ねますか？ p.60-62. 朝日新聞出版，2013
2) 高橋雅士，上甲　剛，高橋康二，他 編：胸部画像診断スタンダード. p.314-315，メディカルサイエンスインターナショナル，2013

クリニカル・パール
❶ いくつかの原因が重なって，症状の悪化が起こる。優先すべきは何か？
❷ 初診時末期がん。Stage Ⅳからのがん治療。患者の意向を十分に把握しよう！

読影メモ

肺野条件，縦隔条件

☑ CTではCT値の高い物質はより白く，低い物質はより黒く色づけられる。また，対象とする臓器や病変が一番評価しやすいようにWindow幅，Window中心を調整して表示する。

　　Window幅 (WW)：白黒の階調をつけるＣＴ値の範囲
　　Window中心 (WC)：Window幅の中心のＣＴ値

☑ 胸部CTでの評価対象は，縦隔内と肺内にある臓器や病変だが，縦隔内の臓器・病変のCT値は−100〜100(HU)の狭い範囲に集中しており，小さなCT値の差に白黒差をつける必要がある。一方，早期肺がんなど肺内病変のCT値は−600(HU)や−800(HU)などと非常に低いので，window幅を非常に広くして評価する必要がある。

このため，胸部のCTでは，縦隔は細かいCT値の差がよくわかる条件(WW：400, WC：40)，肺はCTの低い肺病変も評価できる条件(WW：1500, WC：−500)で，表示して，別々に評価を行うのだ。

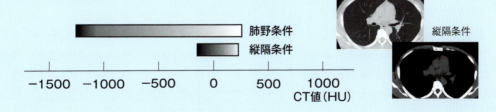

5 肺がんの心膜浸潤

第6話

胃がん術後のリンパ節再発
―閉塞性黄疸

かゆくて かゆくて たまりません！

かゆくて来院した患者の緩和ケア

- Pal 先生（緩和ケア科医師）
- Ken 先生（緩和ケア科研修医）
- Oui さん（緩和ケアチーム薬剤師）
- Tomo さん（緩和ケアチーム看護師）
- Shin 先生（放射線科医師）

▶病棟へラウンドする前にミーティング

　先ほど病棟から依頼があった患者さんについて，説明してください。

　Gさん，64歳，男性です．全身掻痒感で，昨日，急患受診され，緊急入院になりました．

　えっ，かゆみがひどくて，入院ですか？

　いいえ，入院目的としては，閉塞性黄疸の治療目的です．4年前に胃がんのため，幽門側胃切除術を当院で受けています．

　それで，消化器病センター外科病棟に入院なんですね．胃がんの再発ですか？

　本人は，がんとは関係ないと考えていて，「黄疸でもなんでもいいから，このかゆいのをなんとかしてくれ，もう何日もまともに眠れてないんだよ．酒飲むと一層かゆくなるし…」と言って大騒ぎだそうです．それで，緩和ケアチームに要請がきたってことですね．

　昨日は外来の総合案内で，「皮膚がかゆいんだから，皮膚科にかかりたい」って，ごねたんですってね．そこにちょうどPal先生が通りかかって，前回の手術目的の入院のこと覚えていて，「おやおや，Gさんどうしたのですか？　久しぶりですね．かゆいんですね．これは，皮膚に黄疸の症候が出ているからですよ．胃の手術後ですから，肝臓とか関係するかゆみじゃないかな？　便は白っぽくないかな？　尿も濃いでしょ？　白目も黄色くなっていますね」と話しかけたら，素直に聞いてくれたそうです．

　それで，消化器外科の急患番ドクターが診て，閉塞性黄疸と診断して，緊急入院となったんです．

　入院することが決まってからも，同居しているお姉さんが，「そんなすぐには行けませんよ」と言って，ひと悶着あったみたいなんですよね．「病院に行け行けってあれほど言ったのに，大騒ぎするくせに家でゴロゴロしてて，今さら入院だからすぐに付き添えって言われても」と，来院は無理みたいで．

　確かに，地域連携パスに則って，胃がん術後2年目まではフォローアップも予定通り受けていたらしいですよ．その後，自己中断で間が空いちゃったんだね．

　エコー上，閉塞性黄疸と思われ，発熱はないものの総ビリルビン22.0，CRP 16.0で，緊急入院となりました．昨晩，造影CTも撮

りました。本日は減黄術をやる予定と聞いています。

  痛くもなんともないのに，入院して治療するのは嫌だという本人を，外来ナースが一生懸命説得したようです。かゆみをとるためならと納得して入院はしましたが，お姉さんは渋々のようです。

  まず，私たちはラウンドして，緩和ケアチームとしてのケア計画を立てましょう。減黄術をしても，かゆみはすぐにはとれないだろうし，入院直前まで飲んでいたお酒も急にやめることになるから，いろいろ留意することがありますよ。

胆管拡張の CT 画像

▶ 読影室にて

  Shin 先生，昨日，全身掻痒感が主訴の胃がん術後の患者さんが緊急入院しました。造影 CT（図 1）を撮ったので，いっしょに見てもらえますか？

  もちろんいいですよ。Ken 先生，画像所見を説明してください。

  はい。肝臓内に，低濃度域が多数あります。これらは門脈に併走する管状構造で，拡張した肝内胆管と思われます（図 1a）。

  肝内胆管って，CT で見えるものでしたっけ？

  正常の肝内胆管は細いので，造影 CT ではほとんど見えません。このように，**肝内胆管が肝の辺縁まではっきりと描出されるのは，異常に拡張しているからなんです**。

  肝内胆管が拡張してるってことは，**下流のどこかで胆汁の流れが悪くなっている**のですね。

  胆囊も拡張しています（図 1c）。

  総胆管も太いわ。径が 15 mm ぐらいある！（図 1b，c）

  正常の総胆管径は 10 mm 以下といわれているから，15 mm は異常な拡張だね。

  図 1b，c で，総胆管拡張が急に途切れているのが分かります！ このリング状に造影される結節による圧迫で，総胆管が閉塞しているようです。

  胃がんの転移性リンパ節腫大による圧迫が原因の，総胆管閉塞のようだね。

胆道系の生理と解剖

  胆管を流れる胆汁について復習してみようか。誰か説明できるかな？

  では，私が。実は勉強してきたんです。胆汁は，肝細胞で造られ，消化や吸収を助ける働きをする液体で，胆汁酸と胆汁色素が含まれています。1 日約 600 mL が分泌され，肝内胆管→肝管→総肝管→総胆管→十二指腸へと流れます（図 2）。

  そうだね。胆汁の通り道のどこかで閉塞が起きると，上流の胆管が拡張し，うっ滞した胆汁が血管内へ吸収されるんだ。

  だから，血液内の胆汁成分が増加して，胆汁色素であるビリルビン血中濃度が上昇するんですね。

  ビリルビンは，皮膚や眼の強膜に沈着しやすいから，高ビリルビン血症では皮膚や白目が黄染する「黄疸」が出てきますね。

  G さんは黄疸も出てるけど，一番つらいのは全身のかゆみだそうです。かゆみも，胆汁うっ滞が原因かな？

  掻痒感も胆汁うっ滞が原因でしょう。ただ，原因物質はビリルビンではなく，胆汁酸ではないかといわれています。

  G さんの場合，総胆管閉塞を解除してあげないと，かゆみは治らないですよね。今後，PTCD や**内瘻化**を行う予定だそうです。うまく胆汁が流れるようになってかゆみや

図1 腹部造影 CT

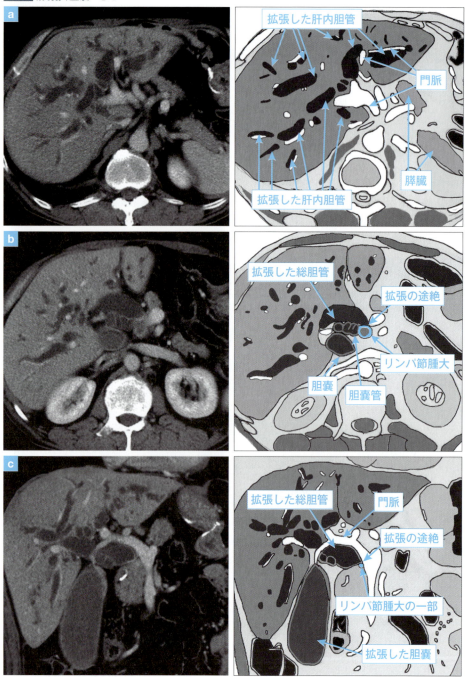

a，b：横断像，c：冠状断。肝内胆管や胆嚢，総胆管の拡張がみられる。総胆管の拡張は，リンパ節腫大と隣接したところで途絶している。

図2 胆汁/膵液の流れ

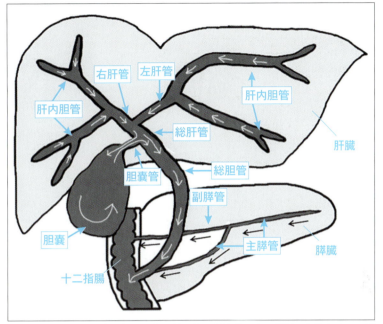

胆汁（白矢印）は，肝内胆管・肝管・総肝管・総胆管・十二指腸へと流れる。一部は胆嚢へ入り，濃縮される。膵液（黒矢印）は，主膵管・副膵管を流れる。主膵管は，十二指腸開口部直前で総胆管に合流する。

黄疸がおさまるといいんだけど。

PTCDって？

　PTCDって，うっ滞した胆汁をドレナージすることでしたっけ？

　PTCDは，percutaneous transhepatic cholangiole drainageの略で，経皮経肝胆道ドレナージともいうね。ドレナージが第1目的だけれど，その後に胆管造影を行い，閉塞部位を詳細に観察し，閉塞部位にチューブやステントを通して胆汁の十二指腸への流れを促す（**内瘻化**）こともあるんだ。

　PTCDと**内瘻化**の手順は，まず超音波画像で穿刺できそうな拡張肝内胆管を確認し，超音波ガイド下で，皮膚面から肝臓を貫き，胆管内まで穿刺する。次に，ガイドワイヤーを介してチューブを目的とする胆管まで進め，うっ滞している胆汁を体外へドレナージする。

　後日，留置したチューブから造影剤を注入して胆道造影を行ったあと，閉塞部位にチューブを通過させ，十二指腸まで到達させる。すると，肝臓側でうっ滞していた胆汁は，チューブの側孔からチューブ内に入り，チューブを通って十二指腸へ流れていくんだ（**図3**）。

　胆汁を十二指腸側に流すことを「**内瘻化**」，体外にドレナージすることを「**外瘻化**」ともいうね。

　胆汁は2方向に流れ，うっ滞が解除されるんですね！

PTCD後，かゆみは改善したけれど…

　Shin先生，GさんのPTCDと内瘻化が終

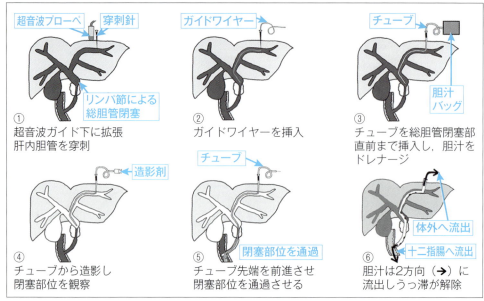

図3 手技の手順と手技後の胆汁の流れ

①〜③：PTCD，④〜⑤：内瘻化，⑥：手技後の状態

図4 内瘻化時の胆管造影

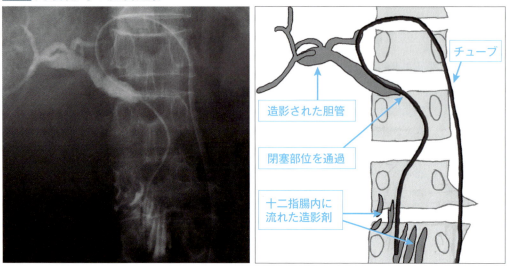

チューブは閉塞部位を通過し，十二指腸まで到達している。

了し（図4），昨日，造影CT（図5）を撮りました。

🧑‍⚕️ 胆汁の流れが良くなり，今回のCTでは**胆管の拡張は認められない**ね。

👩 はい，ビリルビン値は低下し，つらかったかゆみも若干改善してきているようです。

🧑‍⚕️ ただ，膵臓のまわりに，やや濃度の高い液体が溜まっているな．**膿瘍形成**だね．

👩 実はGさん，内瘻化施行の翌日に1人で歩行してしまい，その後，**急性膵炎**になっ

図5 腹部造影 CT

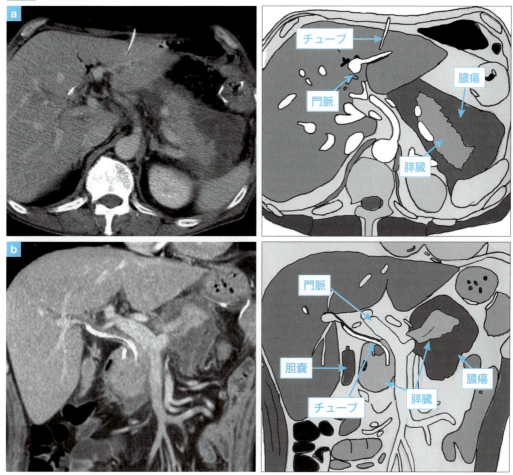

a：横断像，b：冠状断。チューブが挿入され，胆管拡張は認められなくなっている。膵臓の周囲に膿瘍が形成されている。

てしまったんです．胆汁バッグの扱い方が分からず，歩いた時に，引っ張っちゃったみたいなんです．

😊 でも，なんで急性膵炎になるんだろう？

😀 チューブの先端部が動いた時に，チューブが主膵管の出口を塞いだり，胆汁が主膵管内へ逆流したりしたのが原因だろうな．

😊 なるほど，総胆管と主膵管の位置関係を考えると，膵炎になってもおかしくないということですね（図2）．

ドレナージチューブの管理と今後のフォロー

▶緩和ケアチーム定例ミーティングにて

😀 Gさん，大変なことになっちゃってますね．入院直後のような元気さがない気がします．この膵炎が改善したら，PTCDチューブをつけたまま，ちゃんとお家に帰れるんでしょうか？ 心配です．

😊 ドレナージチューブの管理を指導する側として，教えてほしいことがあります．再

発・進行がんで生じた閉塞性黄疸の治療として，最近はほとんどERCP（内視鏡的逆行性膵胆管造影）を専門にしているドクターが，内瘻ステントやチューブを入れることが多いと思うんです。

どうしてGさんは，PTCDで内瘻化したうえで，外瘻チューブも残して管理しないといけないのですか？ Gさんのように，自己管理に関して難ありと思われる方で，家族の協力が十分でない場合，より簡便で安全な方法がよいと思うのですが。

そうですね。では，もう1回，十二指腸乳頭部，胆管，膵管の解剖を考えながら，Gさんの原疾患と治療歴を復習してみる必要がありますね。Ken先生，レビューしてみて。

Gさんは4年前に，胃がんの診断で**幽門側胃切除，Billroth Ⅱ法再建術**（ビルロート）を受けています。T2N1M0で，stage Ⅱでしたが，術後抗がん剤は本人が固く断り，経過観察になっていました。

つまり，内視鏡的に乳頭部へ到達するには，残胃から輸入脚を逆行して乳頭部までいくわけですね。カルテ上でみると，入院翌日にはやはりERBD（内視鏡的逆行性胆道ドレナージ）をトライしたのだけれど，術後の癒着や肝門部での再発の影響を受けて，適切な視野が確保できずに乳頭部へのカニュレーションやEST（p.54参照）などは，不可能であると判断されたようです。

それで，改めて2日後にPTCDが行われたんですね。絶食期間が続いて，本人は我慢しきれず文句を言ってましたね。かゆみは，Oui先生が勧めてくれたアタラックスP®とステロイドの効きめはあったようですが，イライラしていました。でも，その頃はじっとしてましたよ。

痛みはずっと訴えていなかったけれど，やっぱり胆道閉塞の不快感があったんですよね。内瘻化までうまくいったら，気分が良くなって安心したのかな，こっそり動きまわったんでしょうね。

内瘻化しても，チューブ閉塞や逸脱，膵炎再発など，合併症のリスクが高いから，外瘻がいつでもできるように，外にチューブが出た状態は，継続することが必要と判断されているのでしょう。今後，腹水なども出てきたりすれば，管理はさらに難しくなりそうです。

お姉さんも，協力してくださるといいのですが，がんの再発の治療はもうしないわけだから，今後もほかの症状が起こってきてしんどくなると考えておいたほうが良いですよね。

退院前に，ケースワーカーと在宅での援助を考案することにします。病棟のナースにも，自宅でのチューブ挿入部のケアや，入浴の指導をGさんとお姉さん向けに丁寧にやってもらうよう相談しておきます。まだかゆいみたいで，ガーゼで覆っているところを掻いちゃうんですよね。感染が怖いです。

それでは，ステロイドは減量，中止していったほうがいいですね。

Gさんがこれから腹痛を呈してきた時は，腹腔内再発，膵炎再燃，PTCD関連胆管炎など，**鑑別診断がいろいろ挙げられる**と思います。緩和ケア外来において，われわれもフォローアップしていくとGさんにお伝えしましょう。

参考文献
1) がん情報サービス　PTCD（経皮経肝胆管ドレナージ）留置中の管理．2013年4月6日アクセス〔http://ganjoho.jp/public/dia_tre/attention/skincare/PTCD.html〕
2) 森田荘二郎，辻　晃仁：基礎から理解するIVR─第3回　閉塞性黄疸に対するIVR治療．総合消化器ケア　7：116-140，2002

クリニカル・パール

❶ 発熱なく痛みがない黄疸で，かゆみがひどいとなれば，病態が想起できる
❷ 術中所見による staging，再建術式を頭に入れてから，画像を読もう

胆道の超音波検査と MRCP

- ☑ 胆道の画像検査には，腹部 CT や胆道造影以外にも「腹部超音波検査」「MRCP（磁気共鳴胆管膵管撮影）」がある。超音波検査も MRCP も，造影剤を使わずに胆嚢や胆管の中にある胆汁を描出するのが得意な検査だ。
- ☑ 超音波検査は臓器に向けて超音波を送信し，反射してきた超音波を受信し画像化する。しかし，胆汁を含む胆嚢内腔からは超音波が反射してこないので，胆嚢は真っ黒く画像化される。
- ☑ MRCP は T2 強調画像の一種で撮影を行う。T2 強調画像は水を白く描出する。だから MRCP では胆嚢や胆管など胆汁（水のようなもの）を含む臓器は真っ白く画像化される。

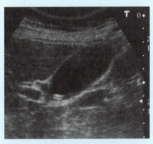

腹部超音波検査

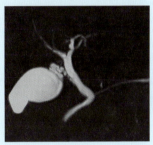

MRCP

おさえておきたい！
頻出する略語の用語解説

斎藤真理（横浜市立大学附属市民総合医療センター 化学療法・緩和ケア部）

PTCD：経皮経肝胆道ドレナージ
percutaneous transhepatic cholangiole drainage

腹部皮膚側から肝臓をエコー下で穿刺し，拡張した胆管内に外瘻用のチューブを留置するドレナージ法である．閉塞性黄疸で行われることが多いが，重症急性胆管炎の保存的治療が奏功しない症例などにも行われる．

EST：内視鏡的乳頭括約筋切開術
endoscopic sphincterotomy

ERCP の手技から発展し，内視鏡的に十二指腸乳頭開口部を切開する方法である．

おもに胆管結石の除去を目的とするが，内視鏡的経鼻胆道ドレナージ（ENBD）や，良性乳頭狭窄症や慢性膵炎などの治療を目的として行われる場合がある．

方法は，まず十二指腸乳頭部の胆管開口部の括約筋（Oddi 筋）を高周波ナイフで切って拡げる．乳頭部の膵管と胆管の共通管部を開き，分離させる目的がある．胆管へのステントや砕石用の太めの径の器具の挿入による出血，胆管炎のリスクを減じる．そのため，減黄術や砕石術の前には，EST を行うことが多い．

EST の合併症には，出血，急性膵炎，胆管炎，穿孔などがある．

術後再建腸管を有する症例の場合は，術式によって乳頭部まで内視鏡が到達する難易度が大きく異なる．またカニュレーションの方向なども異なり，熟練を要する技術である．

PTGBD：経皮経肝胆嚢ドレナージ
percutaneous transhepatic gallbladder drainage

腹部皮膚側から肝臓をエコー下で穿刺し，胆嚢内に外瘻用のチューブを留置するドレナージ法である．急性胆嚢炎の併存疾患ハイリスク例などで，一時的に胆嚢ドレナージを行い，必要に応じて待機的に胆嚢摘出術を検討する場合などが適応である．

ENBD：内視鏡的経鼻胆道ドレナージ
endoscopic nasobiliary drainage

内視鏡を用いて，十二指腸乳頭部から胆管内（狭窄部より末梢の拡張胆管内）へ，ドレナージチューブの先端を留置して外瘻化する方法である．チューブは，胆管→乳頭→十二指腸→胃→食道→咽頭→鼻腔を通り，胆汁をドレナージする（図6）[1]．

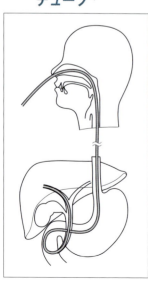

図6 留置された ENBD チューブ[1]

文献
1) Tsuyuguchi T, Takada T, Kawarada Y, et al：Techniques of biliary drainage for acute cholangitis：Tokyo Guidelines. *J Hepatobiliary Pancreat Surg* 14：35-45, 2007

第7話

膵臓がんの神経叢浸潤

みぞおちがずっと痛くて，食欲も落ちちゃいました

膵臓がんの骨転移，化学療法で通院中に低カルシウム発作を発症

- Tomo さん（緩和ケアチーム看護師）
- Shin 先生（放射線科医師）
- Ken 先生（緩和ケア科研修医）
- Oui さん（緩和ケアチーム薬剤師）
- Pal 先生（緩和ケア科の医師）

▶緩和ケアチームカンファレンスにて

🙂 司会のTomoです。今日のカンファレンスでは，画像のレクチャーをしてもらうため，放射線科のShin先生をお呼びしています。

🙂 こんにちは。よろしくお願いします。

🙂 患者さんは，Tさん，70歳の女性です。

表1 Tさんの内服薬・注射薬リスト

●内服薬	
近医処方	カルナクリン，セファドール，タケプロン，デパス，ドグマチール
当院処方	オキシコンチン，セレコックス，フオイパン，ラシックス，オキノーム，アローゼン

●外来化学療法室での注射薬
ジェムザール 1,000 mg/m²（＝1,440 mg） ゾメタ 3.3 mg，デカドロン 3.3 mg，カイトリル 3 mg

表中の薬品はすべて商品名

膵臓がん，骨転移の化学療法（表1）で通院中に，低カルシウム発作を起こして緊急入院となり，緩和ケアチームも初めて依頼を受けました。Ken先生，膵臓がんの診断までを説明してください。

🙂 TさんはE町在住で，逆流性食道炎，めまい症で近医に通院していました。さらに半年前から腰痛と腹痛を自覚し，近医に相談。内服薬を投与（表1）されましたが，痛みは続き食欲も低下しました。そのため内視鏡検査を受けたのですが，「異常なし」ということで，「心の問題」と説明されていました。

🙂 それでドグマチール®やデパス®が処方されているんですね。効果はあったのでしょうか？

🙂 飲んでも変わらないどころか，食欲はさらに落ち，3カ月で10キロも体重が減ってしまったため，家族の勧めでE町病院を受診しています。

🙂 その病院では，すぐに超音波と造影CTを受けて診断に至ったわけだ。

🙂 はい。しかし，結果の十分な説明は本人にはなく，「膵臓が悪くて，すぐに手術が必要だから」という理由で，当院の消化器外科を紹介されたということです。

🙂 うちの消化器外科でまた造影CTを撮って，PETもやって，「これでは手術はできないから，臨床腫瘍科に」と説明されて移った

んですよね。

🧑 では，膵臓がんのことは誰が伝えたの？

👨 抗がん剤治療前に，説明用紙を使って臨床腫瘍科担当医から説明されました。しかし，本人としては治療内容よりも，「痛みをとってほしい」ことと，「食欲が出れば元気になるのに」という思いが強かったようです。「病名はなんとなく分かりました」とおっしゃってました。

👩 つまり，進行がんであることや痛みの原因についてはよく理解せずに治療は始まったんですね。Tさんの場合，腰痛と腹痛があるようですが，その原因についてしっかり評価したいと思います。

👩 Tさんの痛みは，上腹部痛は内臓痛，腰痛は骨転移痛ではないかと思っているのですが，オキノーム®をレスキューで数回使っても，痛みがとりきれていません。膵がんの進展の仕方を画像で理解できると，ヒントがありそうな気がします。

👩 それではShin先生，解説をお願いします。

病変の広がりを読み取ろう

▶【図1〜3供覧】

👨 こちら（**図1**）の腹部造影CTには，膵頭部が写っています。

👩 膵臓は胃の背側にある後腹膜臓器で，尾部，体部，頭部，鉤部に分けられるんですよね（**図4**）。

👨 そう。この方の膵実質は萎縮していて分かりにくいですが，頭部に2cm大の低濃度結節があり，これが膵がんの原発巣だと考えられます（**図1**）。

🧑 確かTさんは，CTでオペ適なしと判断されて臨床腫瘍科に転科したんですよね。こんなに小さい腫瘍でもオペは難しいんですか。

👨 はい，**図2，3**をみてください。腹腔動脈の周囲，上腸間膜動脈の周囲に軟部組織濃度がありますね。これは**神経叢浸潤**の所見でstageⅣ，化学療法適応となります。

👩 あの，Shin先生，神経叢への浸潤所見のところ，もうちょっと教えてもらえますか？　Tさんの痛みが今ひとつ取り切れないのは，その「神経叢浸潤」が関係してるかもしれない…。

神経叢浸潤のサインを読み取ろう

👨 じゃあ，もう少し丁寧に見ましょう。この**図5**のように，膵周囲には膵と大小内臓神経をつなぐ膵頭神経叢，腹腔神経叢，上腸間膜動脈神経叢などの神経叢が豊富に発達しています。

👩 はい。神経叢の名前は知っているけど，いざ実際のCTになるとどこに神経叢があるのか分からないんです。

👨 **図6a**は正常例の造影CTだけど，上腸間膜動脈周囲に，神経叢は見える？

👩 上腸間膜動脈の周りは細かい血管以外は真っ黒で何もないですね。

👨 **細い神経は脂肪と同じような濃度**なので，残念ながら**CTで同定することは困難**です。では，Tさんの画像（**図6b**）では，上腸間膜動脈周囲はどう見えますか？

👩 あれ？　厚い動脈壁のようなものが取り囲んでる。

👨 そう，これは **thick vessel sign** とも呼ばれる膵がんの神経叢浸潤のサインです。動脈壁が厚いのではなく，**神経叢に沿って浸潤している腫瘍そのものを見ている**んです。

👩 神経は見えないけど，神経に浸潤している腫瘍が見えてるんですね！

👨 その通り。

👨 冠状断（**図7**）では，神経叢に沿って腫瘍

図1 腹部造影CT

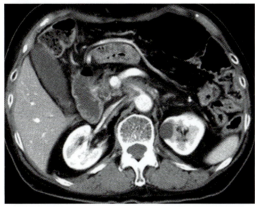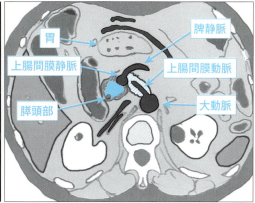

膵頭部に低濃度の膵がん（●），上腸間膜動脈周囲に軟部組織濃度の神経叢への浸潤（○）が認められる。

図2 腹部造影CT

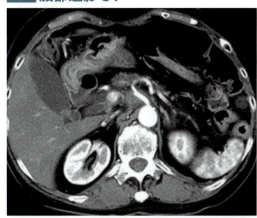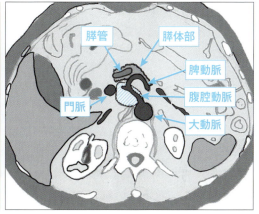

腹腔動脈周囲に軟部組織濃度の神経叢浸潤（○）が認められる。

図3 腹部造影CT

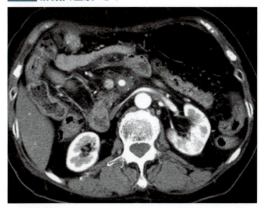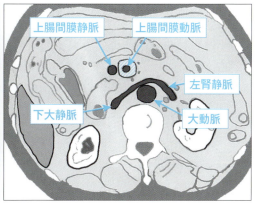

上腸間膜動脈周囲に，軟部組織濃度の神経叢浸潤（○）が認められる。

図4 膵臓と周囲構造 〈文献1）より改変〉

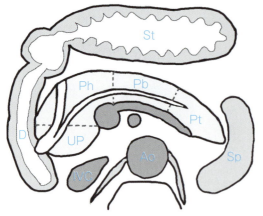

Ao：大動脈，IVC：下大静脈，UP：膵鉤部，Ph：膵頭部，Pb：膵体部，Pt：膵尾部，Sp：脾，St：胃，D：十二指腸

図5 膵外神経叢 〈文献1）より改変〉

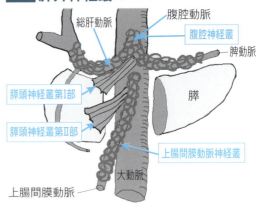

図6 上腸間膜動脈付近の拡大図

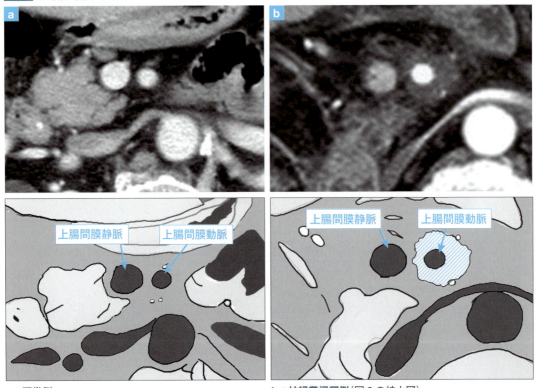

a：正常例
上腸間膜動脈は脂肪組織に取り囲まれている。

b：神経叢浸潤例（図3の拡大図）
上腸間膜動脈を取り囲む帯状の軟部組織濃度 ◯（thick vessel sign）が認められる。

図7 腹部造影CT冠状断

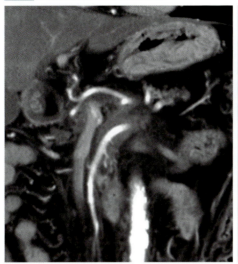
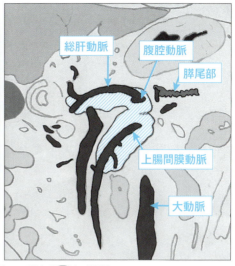

腹腔動脈，上腸間膜動脈，総肝動脈周囲の神経叢に沿って腫瘍（⬚）が浸潤している。

が広く浸潤しているのが分かりやすいですね。

🙂 うわ本当だ！　冠状断だと広がりがよく分かる。あの小さな原発巣から，こんなに広く神経に浸潤しているなんて。これでは手術は難しそうですね。

疼痛コントロール不良とCT所見の関係は？

🙂 このような浸潤形式は，膵がんではよくあることなんですか？

😊 うん，膵がんだけでなく，頭頸部がん，胃がん，結腸がんなども，神経に浸潤しやすい性質があるんだ。その理由の1つは，神経栄養因子という物質が，がん細胞の神経浸潤を誘導するからだと考えられている。Tさんのような**小さい原発巣でも，神経に沿って広範に浸潤することはそれほどまれではない**んだよ。

🙂 Tさんの痛みコントロールが不良なのは，痛みが膵臓の内臓痛だけではなく，神経叢浸潤による神経障害性疼痛も合併してるからなのかな…。

🙂 その辺のところは，Pal先生からのコメントをお聞きしたいですね。

神経障害性疼痛発症の機序

🙂 Shin先生，いつもながらクリアな解説をありがとうございました。

　私からも補足します。上腹部内臓の侵害求心性線維は，おもに腹腔神経叢に集まったあと，大・小内臓神経といった交感神経線維と共に走行して胸髄に入ります。神経線維の集合した神経叢ががんの浸潤により障害をきたすため，上腹部〜背部にわたる神経障害性疼痛も加わってくるわけです。よって鎮痛補助薬併用の検討が不可欠なんです。

🙂 Tさんには併用が必要だったんですね。CTでの着眼点が分かりました。今後は画像所見を根拠にした薬物療法の検討もしてみます。

手のしびれ，不整脈をきたした急性発症の低カルシウム血症

😊 では最後に，緊急入院の原因である低カルシウム（以下，Ca）血症の検討です。

😀 ジェムザール®単剤の外来通院治療が開始された4週後，歯科チェックもすみ多発骨転移の痛みにゾメタ®が投与されました。その10日後から手のしびれを自覚，動悸も出現，外来受診時には心電図にてQT延長（p.62参照）が確認され，Ca値は6.7（基準値8.5〜10.5）mg/dLと著明に低下していました。緊急入院してCaの補充がなされています。初めての入院で緊張しているようでしたが，「痛みもだいぶいいし，早く帰りたい」ということでした。

😊 ゾメタ®は何回目の投与だったの？

😀 初回投与です。投与前のCa値は，9.5 mg/dLで，ゾメタ®も腎機能に合わせた量を投与しています。

😊 ほかに，下腿浮腫にラシックス®，近医からのドグマチール®も継続していました。いずれもQT延長の副作用がありますね。

😀 ジェムザール®の点滴前に制吐剤としてステロイドも使うんじゃない？ 毎週なら相当量になるね。それもCaを下げちゃうな。

😊 確かに。今後は，外来化学療法担当の薬剤師と協力して，Tさんとご家族の薬剤に対する思いにも配慮しながら，丁寧な対処が必要ですね。

😊 退院後も緩和ケアチームが一緒にケアしていくべきと思われます。みなさん，よろしくお願いします。

参考文献
1) 日本膵臓学会 編：膵癌取扱い規約．第6版，金原出版，2009
2) 荒木 力：腹部CT診断120ステップ．中外医学社，2002
3) Liebig C, Ayala G, Wilks JA, et al：Perineural invasion in cancer：a review of the literature. Cancer 115：3379-3391, 2009

クリニカル・パール

❶ 長く続く上腹部痛では，膵臓疾患も想起すべし
❷ 神経浸潤するがんの痛みには，オピオイド増量の前に鎮痛補助薬，神経ブロックを検討せよ
❸ ゾメタ®投与時には，カルシウム値はもちろん，併用薬にも留意せよ

読影メモ

CTでの白黒

☑ CTでは，X線吸収量の多い物質は白く，少ない物質は黒く，描出される。X線吸収量の多い順に並べると…

　　　1位：石灰化　2位：軟部組織　3位：水　4位：脂肪　5位：空気

となる。ただし，どれをどのくらい白く描出するか，黒く描出するか，は条件設定によって簡単に変えることができる。

☑ 腹部臓器を見る場合は，

　　　石灰化：白　軟部組織：灰色　水：濃灰色　脂肪：薄黒　空気：黒

と設定している。

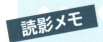

低カルシウム血症の機序と治療

斎藤真理（横浜市立大学附属市民総合医療センター　化学療法・緩和ケア部）

　患者Tさんは，膵臓がん，骨転移の化学療法で通院中に，低カルシウム発作を起こして緊急入院となりました（p.55）。2012年4月には**ランマーク®という分子標的薬**が発売され，有害事象として，カルシウム低下にさらに注意が必要だといわれています。ここでは，要注意の低カルシウム血症について補足します。

カルシウムの代謝

　上部小腸から吸収（250 mg/日）。それをビタミンDが促進する。血液中のカルシウム（以下，Ca）は900 mg程度であるが，骨には1,000 g（20～25 g/kg体重）貯蔵されている。排泄は，尿に150 mg/日，便に450 mg/日。副甲状腺ホルモンは，骨吸収を促進，腎でのCa再吸収を促進して血中Caを増加させ，リンの排泄を促進し血中リンを低下させる。

　Tさんのアルブミン値は2.4 mg/dL，Ca測定値は5.3 mg/dLだったので，補正したが6.7 mg/dLと異常低値だった！

　Caはアルブミン結合から分解し，free Ca^{2+}イオンとなって機能する。よって，低アルブミン血症の際には補正値で判断する。【測定Ca値＋（4－アルブミン）】

低カルシウム血症の病態生理

血清 Ca 値 8 mg/dL 以下となる時は，次のような病態が考えられる。

① 副甲状腺ホルモンの不足（低マグネシウム血症，甲状腺術後，放射線治療後）
② 活性型ビタミン D の不足（摂取不足，腎不全，肝不全など）
③ 骨への Ca 沈着過剰（骨形成性の転移性骨腫瘍）
④ 腸管からの Ca 吸収低下（胃酸減少）
⑤ 腎臓からの Ca 喪失（グルココルチコイド過剰）
⑥ 軟部組織への Ca 沈着（膵炎，横紋筋融解症）
⑦ 薬剤の影響（シスプラチン，フロセミド，カルシトニン，ビスフォスフォネート，デノスマブなど）

低カルシウム血症の症状

7 mg/dL 以下になると，Trousseau（+）となるといわれているので，T さんは，テタニー[*1]症状が出た可能性がある。また，自宅で動悸があったということは，頻拍発作が出現していた可能性もありそうだ。

① テタニー[*1]症状：しびれ（手，足，口唇）
② 精神症状，不随意運動
③ 心収縮力低下，心電図 QT 延長[*2]
④ 皮膚乾燥，歯の異常，爪甲異常，白内障

低カルシウム血症の治療

原因治療が優先される。緊急性がある場合は，グルコン酸 Ca を静脈注射する。

T さんの場合，主な原因はゾメタ®の点滴だと思われる。だが，手のしびれや動悸，QT 延長[*2]が確認されていたこと，さらにはゾメタ®の効果はまだ持続することが考えられるので，入院当日，翌日とグルコン酸 Ca の投与がなされたんだ。

新規分子標的薬　denosumab（ランマーク皮下注®）

2012 年 4 月に販売された完全ヒト型モノクローナル抗体で，破骨細胞の誘導に関与する RANKL を阻害して強力な骨吸収抑制に働き，骨転移痛の軽減や骨折予防の目的で使われる。

多発性骨髄腫による骨病変および固形がん骨転移による骨病変に適応があり，4 週間に 1 回 120 mg を皮下投与する。

ゾメタなどのビスフォスフォネート製剤に比べて，投与経路が皮下注射であり簡便で，腎機能にも影響を与えにくいという利点を有する。

臨床試験において，低 Ca 血症の頻度が対照群（ゾメタ®）に比べて高いという報告があり，ランマーク®を投与する際には，血清 Ca の確認や，必要に応じて Ca 製剤やビタミン D の補充をすることなどが注意喚起なされている。顎骨壊死に関しては有意な差はみられていない。

参考文献

1) Goltzman D：Diagnostic approach to hypocalcemia. 〔http://www.uptodate.com/contents/diagnostic-approach-to-hypocalcemia?source=search_result&search=hypocalcemia&selectedTitle=3%7E150〕 accessed July, 14, 2012
2) 海瀬博史：新規治療薬の開発と臨床応用の可能性を探る―抗 RANKL 抗体などを中心に．高橋俊二 編：がん骨転移治療．p.206-214，先端医学社，2012

[*1] テタニー：間欠性筋緊張性の筋収縮が特徴。診断では，上腕をマンシェットで圧をかけた際に手が助産婦手位をとる（Trousseau 徴候陽性）ことを確かめる。
[*2] QT 延長症候群：心電図上 QT 時間の延長がみられ，特異な波形の心室頻拍（torsades de pointes〈トルサード・ド・ポワント〉）を生じる。一過性心室頻拍，心室細動など危険な不整脈の出現可能性がある。目まい，失神発作，急死が起こりうる。発作時には硫酸マグネシウムを静脈注射する。

第8話

胃がん術後の癒着性イレウス

急にお腹が痛くなって，吐き続けています

イレウスで3回目の入院

- Tomo さん（緩和ケアチーム看護師）
- Pal 先生（緩和ケア科医師）
- Ken 先生（緩和ケア科研修医）
- Matsu さん（緩和ケアチーム管理栄養士）

▶ ラウンド前のカンファレンスにて

😊 胃がん術後の患者さんが，再入院になりました。今からラウンドしようと思うのですが，Pal 先生も一緒にお願いできますか？

😊 もちろん。でも，出むく前に情報を整理してからにしよう。Ken 先生，準備はできている？

😊 はい。患者さんは，Uさん，70歳男性です。胃がん stage Ⅲb の診断で，4年前に当院消化器病センターで，胃全摘術を受けました。1年後，吻合部再発を認め，化学療法と放射線療法を受け，CR（完全寛解）となり，経過観察中でした。手術前後のメンタルケアや胃全摘後の食事指導などで，緩和ケアチームが関わっています。

😊 よく覚えてるよ。CRで維持されてたんだね。

😊 経過観察中に2回，イレウスで入院しています。ここ1年は落ち着いていて，地元の内科診療所に通院していました。

😊 私は，入院の度にUさんとご家族の栄養指導を担当してきました。

😊 イレウスは，2回とも保存的治療で軽快退院です。今回は，かかりつけ医からイレウス発症との連絡がありました。ご本人によると，今回は前と違って，何回吐いてもお腹の張りがとれず，少し前から咳や熱も伴っているそうです。

😊 「今，流行している感染性胃腸炎かも？」って外来ではひと騒ぎあったみたいですよ。

😊 でも結局は，癒着性イレウスという診断で，緊急入院されています。

😊 先週の緩和ケア研修会で，消化器症状の講義あったよね。あの時のスライドの通り，病歴から順に検討を加えていこうか？

😊 はい，そうしてみます。まず，病歴としては，食欲・便通・体重の変わりはなく，数日前から夜間の咳と微熱が気になっていましたが，受診するほどではありませんでした。

　就寝中の午前2時，腹痛で目覚め，6時頃から嘔吐し始めました。少量ずつ黄色液を戻したのですが，お腹の張り，痛みがとれないのでかかりつけ医へ相談に行き，15時半，救急搬送されました。

　薬剤歴は，以前からの降圧剤，鉄剤くらいで不変です。アルコールも，前回入院以降は飲んでいませんでした。今日の検査結果では，炎症所見・脱水・貧血・電解質異常・腎機能などについては特筆すべき異常なしです。

図1 腹部単純X線写真

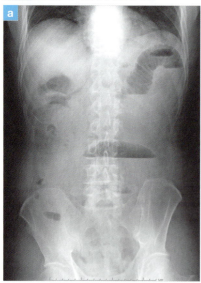
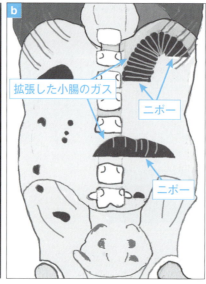

立位正面像。拡張した小腸内にニボー形成が認められている。単純X線写真では，空気が溜まっている小腸は同定できるが，液体が充満している小腸を同定することは難しい。

イレウスの単純写真

Shin 先生（放射線科医）

▶読影室で

- Shin先生，今回は胃がん術後にイレウスを繰り返している患者さんです。これでもう3回目…。
- 画像で病態をはっきり理解して，今後のケアに生かしたいと思っているんです。
- 単純X線写真（図1）では，拡張した小腸ガスとニボーは少なかったのですが，CTを見たら拡張した小腸に液体がたくさん溜まっていて驚きました。
- うん，小腸に液体が充満している時は，単純X線写真では小腸の輪郭が見えにくくなって，拡張しているかどうかの判断が難しいんだ。
- 単純X線写真でガスが少ないというのは，逆に要注意の所見ですね。

小腸内の液体はどこから？

- そもそも，イレウスの時ってどうしてこんなに液体が溜まるのかしら。Uさんは大量の水分を摂った覚えはないって言ってたけど。
- 溜まってる液体は，口から入った水分だけじゃなくて，大半は分泌された消化液だよ。
- 消化液ってこんなに大量に出てるの!?
- ヒトは，1日に7L以上の消化液を口・

腹部所見としては，軽度膨隆・臍左側に軽い圧痛があり，腸音の亢進は認めません。腹部単純X線ですが，軽度の小腸ガス，**ニボー形成**[*1]がみられています。頭部検索はまだされていませんが，症状から考えて可能性は少ないです。

- また当分絶食で，胃管カテーテルのお世話になるなんて，Uさんは落ち込むだろうな。
- 本人もご家族も頑張り屋でしたからね。経口摂取について，何か違ったアプローチが必要な病態になっていないか心配です。
- 同じ処置で大丈夫でしょうか？ Pal先生，どう考えますか？
- それには，本人の診察とCTの読みが肝心だと思うよ。
- それでは，CTの読み方を放射線科で再確認してから，回診させてください。

[*1] **ニボー**（niveau）：鏡面形成像。液性成分が下，気体成分が上となり，水平な液面像を呈すること。

図2 腹部造影CT

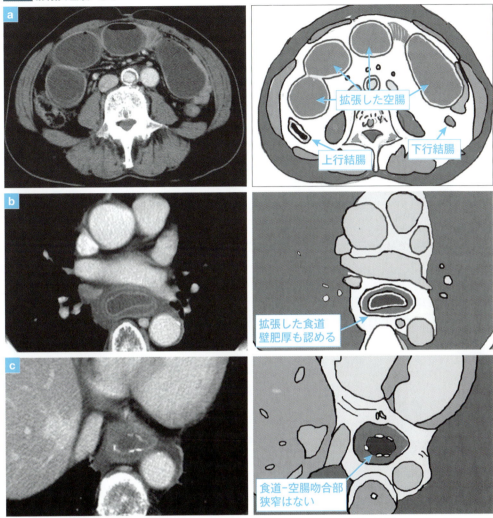

a：拡張した空腸に液体貯留が認められる。下行結腸は虚脱している。b：食道は拡張し，内腔に液体が貯留している。c：食道-空腸吻合部。明らかな狭窄はない。

胃・胆嚢・膵・小腸から分泌しているのよ。普通，その大半は，小腸・大腸で再吸収されるの。

👦 でも，イレウスになると吸収ができなくなるから，こうやって，何リットルもの消化液が小腸に溜まってしまうんだ。

イレウスのCT所見

👨 じゃあ，CTを見ましょう。【図2供覧】

👦 うーん，拡張した腸に液体が溜まっている状態だってことは分かりましたが，そこからどう評価を進めればいいんですか？

👨 イレウスの時の**CT読影のポイント**は，①**拡張腸管の範囲を同定**，②**閉塞部位の同定**

図3 手術前後と癒着性イレウス発症時のシェーマ

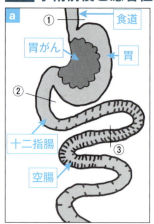
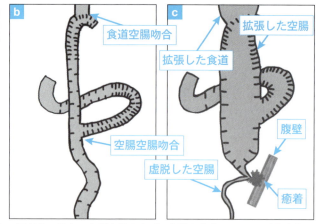

a：手術前。手術で①②③を切断し，胃を取り除き，空腸を持ち上げ，食道と吻合した。b：手術直後。
c：今回入院時。空腸が腹壁創と癒着し，閉塞して口側空腸と食道が拡張，肛門側空腸は虚脱している。

とその原因を診断，③拡張腸管壁への血流を評価だよ。この3点に注目しながら画像を見て。

　じゃあ，ポイント①拡張腸管の範囲の同定，から順に見てみよう。お，拡張は食道から始まってる（図2b）。食道がこんなに拡張してれば，吐き気も強いはずだな。

　そのまま消化管の走行に沿って拡張を追っていくんだ。CT画像を1枚1枚丁寧に見ていってね。Uさんは胃全摘，Roux-en-Y再建後だから（図3），追っていくのに注意が必要だね。

　ここが食道と吊り上げた空腸を吻合したところね。吻合部に閉塞はないようだわ（図2c）。

閉塞部位はどこだ

　空腸は液体が溜まってすごく拡張しているのに，大腸は拡張してないのね（図2a）。

　うん，大腸の手前のどこかで通過障害が起きていて，大腸へ何も流れていってないってことだな。ポイント②閉塞部位の同定，はできるかな？

　拡張した空腸をさらに追っていくと…あ，ここがRoux-en-Y法の空腸-空腸吻合部だ（図4a）。

　吻合部は狭窄を起こすことがあるから，よく観察してね。

　矢状断でもよく見てみよう（図4b）。吻合部に狭窄はないわ。空腸の拡張はまだ続いてる。どこまで拡張は続くんだろう。

　あれ，ここで急に狭くなっている（図5a）。しかもこの冠状断（図5b）で見ると，引っ張られるように曲がりながら狭窄しているし。

　本当だ。でも周りに腫瘍もないし，なんでこんなところで急に狭くなるんだろう。

　あ，ここって腹壁創の真下だよ！（図5a）**創と空腸が癒着して，通過障害の原因になっているんだ。**

　そういえばUさん，イレウスになるといつもお腹の傷の左側が痛くなるって言ってた。この場所の癒着で，いつもイレウスが起きてたのね。

　ポイント②はOKだね。次は，ポイント

図4 腹部造影CT

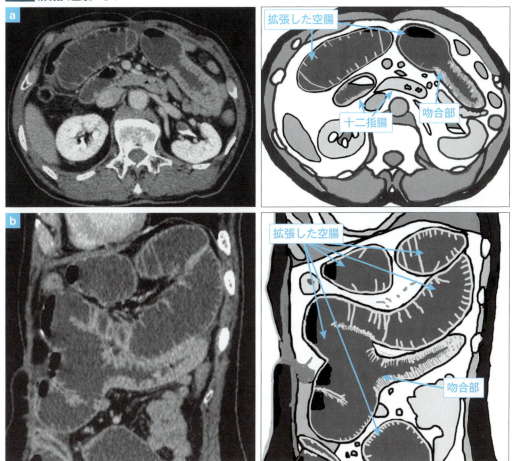

a：横断像　b：矢状断。空腸-空腸吻合部に明らかな閉塞はみられない。

③の血流評価だ。拡張した空腸壁の造影効果に注目して。

🧑 拡張した空腸壁は，ほかの**正常腸管壁と同じように造影されていて，血流障害はないようです**（図5b）。

👨 うん，もし腸捻転や，絞扼などで腸管壁の血流障害が起きていれば，壊死の危険性があり，緊急手術の適応になるんだ。**造影CTで血流障害の有無を確認することは治療方針決定のために，とても重要なポイント**だよ！

🧑 なるほど。Uさんは，オペの必要はなさそうだから，今回も胃管カテーテルを留置して，減圧・排液ですね。

イレウス予防の食事指導

▶5日後，緩和ケアチームカンファレンスで

👨 入院後5日たちますが，Uさんはどう？

🧑 症状はほぼ消失しました。今日，CTを撮りましたが（図6），小腸内の排液は良好で，拡張がなくなりました。虚脱していた下行結腸にもガスが流れてきています。

ガストログラフィン法で透視して良けれ

図5 腹部造影CT

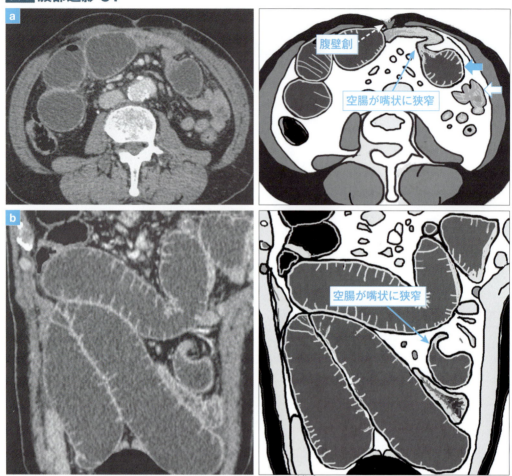

a：横断像　b：冠状断。左腹壁の直下にある拡張した空腸の径が嘴状(くちばし状)に狭くなり(→)，ここが閉塞部位であることが分かる。閉塞の原因になるような腫瘍は見当たらない。また，拡張した空腸壁(⬅)は拡張していない腸管壁(⇦)と同様に造影されており，血流障害はないことがわかる。

図6 腹部造影CT（減圧・排液後）

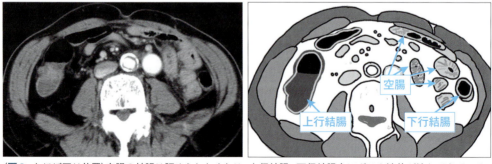

(図2aとほぼ同じ位置)空腸の拡張は認められなくなり，上行結腸，下行結腸内にガスや液体が流れてきている。

ば，胃管は抜去します．がんの再発所見はなく，5分粥食が大丈夫なら退院となる予定です．
- 鼻に固定するテープにかぶれて排液はゼロだし，早く抜いてとイライラしています．
- 抜ければ全部解決ってわけでもないよね．狭窄は残っているし，前に放射線も照射したでしょ？　腹壁癒着もあって，今後，狭窄が進行する可能性を考えると，手術，ステントなどの適応を考えておかないとね．
- 何回も「ビールをひと息に飲み干す夢」を見るんだそうです．イレウス予防の食事は，あれもこれもダメと患者さんは誤解しがちです．退院前に改めて，栄養相談をご家族と一緒にさせてもらいます（次頁「おさえておきたい！」参照）．
- 「がんは治ってもつらい病気ですね」と言ってました．症状を早く察知して，食事のセルフコントロールをすれば，イレウス再発は回避できますか？
- 食事の工夫だけでは，しのぎ切れないこともあるよ．入院前に熱や咳が出たのは，食道への逆流現象，プラス誤嚥でしょう．
- 退院後も，全身の症状観察と，日常生活の援助，心理面の支えが必要ですね．

参考文献
1) PEACE プロジェクト　緩和ケア研修会資料：M-6b 消化器症状（嘔気・嘔吐）．2011年2月版　スライド10「嘔気・嘔吐の評価」．
2) 荒木　力：ここまでわかる急性腹症のCT．p.147-149，メディカルサイエンスインターナショナル，2002

クリニカル・パール
❶ 3回目の術後イレウスでも，造影CTで評価して腸管虚血を鑑別する
❷ 食事は何が良くて，何が悪いかの判断基準は，自覚症状にまさるものなし

読影メモ
CTでの小腸と大腸の見分け方

- ☑ 胃や十二指腸は場所が決まっているのであるべき場所さえ知っていれば簡単に確認できる．では，小腸と大腸は，どうやって見分けるのか．
- ☑ 小腸壁のケルクリング襞と大腸壁のハウストラを確認して見分けることは可能だが，確認できないことが意外と多い．
- ☑ 一番確実なのは，原始的と思われるかもしれないが，下から（肛門から）順にパラパラ漫画のように大腸を目で追って確認していく方法だ．そして，直腸から盲腸までの大腸が確認できれば，それ以外の腸管は小腸だということがわかる．

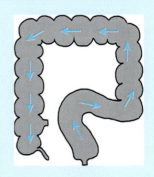

おさえておきたい！
緩和ケアのためのイレウス予防の栄養相談

松岡朋子（横浜市立大学附属市民総合医療センター栄養部）

　この話に登場する患者，Uさん（70歳，男性）は，イレウスを繰り返しており，家族が不安を感じ，家での食事は流動食と栄養剤のみになっていました。「食事の楽しみがない」と落胆されているAさんの栄養相談を管理栄養士が実施しました。

栄養相談のポイント

　イレウス予防の食事は，狭窄の状態や治療方法により個人差がある。今回は，狭窄の通過障害が改善され，退院時に5分粥の食事が通過可能な病状の方への栄養相談について解説する。

1 「食べたい」を支えるケア

> ステップ①　「何が食べたいか」を本人に聞く。調理の工夫・食べ方・量・嗜好品やアルコールの摂り方についてアドバイスをする

　食事をすることは，必要な栄養を摂るのと同時に，食事をすることの喜びや生きる活力を得ることにもなる。病状を踏まえ，可能なかぎり本人の希望を叶える視点が重要である。

2 食事の作り手（本人・家族ら）の思い・不安・疑問を傾聴

> ステップ②　日常生活に支障がでないよう，具体的に食事作りのプランを提案する

　食事の作り手は，1日3度の食事を考えることになる。そのため，病気の回復や悪化への責任を感じ，精神的にも大きな負担となる場合がある。

3 病状の理解・自覚症状の把握

> ステップ③　医師より病状や再発リスクが説明されているか，患者が理解しているか確認する。自覚症状を把握し異変が生じた際には，食事を調節するとともに，より早い段階での受診を促す

　イレウスを経験した患者は，イレウスの原因が食事にあると思い込み，反省や食事への恐怖心を抱く場合が少なくない。食事摂取量の低下により，栄養状態の悪化につながる危険性もある。

4 イレウス予防の食事を具体的に説明

> ステップ④　正しい食事の知識を得ることで，患者の不安は解消される

　食事の摂り方や目安量，調理方法，市販品の紹介，栄養剤の補給など具体的な説明が必要である。

Uさん・家族との栄養相談の実際

> Uさんは，一般流動食から食事開始翌日には一般3分粥食へ食上りし，一般3分粥食を50％程度摂取している。Uさん，妻と管理栄養士3者で面談が行われた。

👩 Matsuさん（緩和ケアチーム管理栄養士）

👩 Uさんいかがですか，入院食は食べられていますか。

U　ええ，先生から食べすぎないようにと注意されているので，全部食べられそうだけど，半分にしています。久しぶりに形のある食事で美味しいです。看護師さんにもゆっくりよく噛んで食べるように言われました。

妻　昔から早食いなんです。家族が食卓につくころには，もう食事が終わっていることもよくあって，最近は自分でも注意しているみたいですけど。流動食にしているから飲み込みやすいと思います。

ステップ②　食事の作り手の思いを傾聴する

U　最近は，ドロドロの流動食みたいなものばかりで，食欲もでないよ。これで3回もつまったから，家族は心配してくれて，ミキサーにかけてくれるけど，やっぱり魚は魚の形がないと美味しくないよね。

妻　仕方がないでしょ，ミキサー回すのも大変なのよ。でも栄養士さん，入院食では，魚が形のままで出ましたが大丈夫ですか。

👩 そうですね。軟らかい消化の良い料理でしたら大丈夫ですよ。今のUさんのように，ゆっくりよく噛んで食べてください。野菜は繊維を垂直に切って軟かく調理してください。Uさんは先生から通過障害の状況を聞きましたか？

表1　イレウスを予防する生活のポイント

1．食事について

①よく噛んでゆっくり食べる
　1口30回以上を目安に噛む。早食いを避ける。飲み物も1口ずつゆっくりと飲む
②規則正しい食習慣を
　1日3食規則正しく，腹八分目を目安に食べる。暴飲暴食を避ける
③バランス良く食べる
　主食＋主菜＋副菜の組み合わせと間食でバランスをとる
④注意の必要な食べ物
　・消化の悪い物…こんにゃく，きのこ，海藻類，たこ，いか，貝類（かきを除く），ごぼう，セロリ，たけのこ，にら，揚げ物，中華麺など
　・刺激物…極端に冷たいもの，味の濃い物，多量の香辛料，濃いコーヒー，アルコール
　・ガスを発生しやすいもの…ナッツ類，豆類，芋類，ごぼう

2．日常生活について

・適度な運動（散歩など）をする
・水分をこまめにとる
・身体を冷やさない
・疲労やストレスを溜めない
・生活リズムを整え，十分な睡眠をとる

3．排便について（便秘の予防）

・規則的な食事時間を心がける
・毎日，一定の時間に排便をする習慣をつくる
・朝，コップ1杯の水（白湯）を飲む
・乳酸菌（ヨーグルトなど）を習慣的にとる
・お腹のマッサージ，腹，腰を温める

（横浜市立大学附属市民総合医療センター　栄養部作成，一部改変）

ステップ③　病状をどの程度理解しているか確認する

U　ええ，今は通過障害は改善されて，検査で飲んだ造影剤もスーッと通ったと聞きました。

👩 そうですね。Uさんは以前，胃を全部取り，空腸とつなげる手術をされましたね。ということは，胃の働きがないということです。胃

の働きは，食べ物を消化液と混ぜて溶かして，貯めておき，ゆっくり小腸へ流す働きです。

　Uさんはこれを自分でしなくてはなりません。食べ物をゆっくりよく噛んで唾液と合わせることで，食べ物を細かくして消化を助けます。流動食にしても同様で唾液を混ぜなくては消化がスムーズにいきません。ところで，Uさんは何が食べたいですか？

ステップ①　「何が食べたいか」を本人に聞く

U　そうだな〜。私は，割に洋食が好きで，ハンバーグとかビーフシチューとかが好きです。でも，もうずいぶん食べていないですね。諦めています。

🧑‍⚕️　そうですか，大丈夫ですよ，ハンバーグは筋のないひき肉を使って，つなぎの玉ねぎを多めに入れて，軟らかく，煮こみハンバーグにしてみてください。ビーフシチューも，軟らかい薄切りの肉で，野菜が溶けるくらいによく煮こんだものならば食べられますよ。洋食は油も含まれるので，少量でもエネルギーが効率良く摂れます。もちろん，よく噛んでゆっくり食べてください。

ステップ④　摂取可能な食事の具体的な調整方法を説明する

U　おい，ハンバーグが食べられるってさ，嬉しいね，軟らかく煮こんでいて，よく噛んで食べれば大丈夫なんだ。

妻　本当，良かったわね，ミキサーかけなくてもゆっくりよく噛むことが大切なんですね。

🧑‍⚕️　では，イレウス予防の食生活について，詳しくご説明しますね(資料の提示：**表1**)。

まとめ

　イレウスを経験した際，患者や家族は食事が原因ではないのかと不安を抱き，ときには極端に食事を控え，低栄養に陥ることがある。病状や再発のリスクを説明し，イレウス予防の食事について，具体的な栄養補給方法や，可能な範囲での食事の楽しみ方をアドバイスすることは，患者や家族へ安心感を与え，緩和ケアの一環になる。

第9話

乳がんの脊椎骨転移

痛くて，検査どころではありませんっ!!

院内電話で

- Ken 先生（緩和ケア科の研修医）
- Pal 先生（緩和ケア科医師）

　整形外科病棟から，昨日入院した乳がん骨転移の患者さんが，痛くて叫んでしまい検査に行けないので，できるだけ早く来てくださいという依頼が来ました。

　その患者さんは，ここで治療しているの？

　いいえ，46歳の女性で，腰痛のため近くの整形外科に通院していましたが，どんどん痛くなって動けなくなったようです。当院の整形外科を紹介され，即入院となりました。乳腺にしこりがあるのは，入院するまで黙っていました。

　そうか，これから精査ってわけだ。最初が肝心だね。今も腰が痛いのかな？　鎮痛剤は何がいってる？

　麻薬は，まだ使っていません。痛みがひどくて，場所ははっきりしないみたいです。オーダーは，腰仙椎MRIと両側股関節単純X線です。

　個室に移っているね。だいぶ大騒ぎになっているのかな。今から病棟で待ち合わせしよう。

病棟で診察のあと

　さて，何に気づいた？

　ナース記録や電話の内容から想像していたほど，痛がっていませんでした。さっき坐薬を使ったそうですが。

　どんな姿勢をしてた？どこが一番痛いって？

　左に体重かけて，手すりを掴んでいました。右足は動かしてほしくないとかばっていて，脅えるような感じでした。「腰から足まで，全部痛いの!!」と怒ってて…

　きっと，移動や処置で何回も痛い思いをしたんだよ。一昨日までは，しびれながらも歩けていたってね。患者さんにも説明したけど，しっかり鎮痛薬を飲んでもらって，検査に送りだそう！　では，何を使う？

　こういう時は，徐放製剤でなく，速放製剤ですね。NSAIDs（非ステロイド性消炎鎮痛薬）とオピオイドレスキュードーズでいきたいと思います。

　今の処方，ラボデータ，既往，食事，排便を確認ね。担当医はオペ中だから，初回はうちから出しましょう。そのあと，画像オーダーだね。

〔投薬からしばらくすると，だいぶ痛みが和らいできた様子。もう1回オキシコドンの

レスキューを使って，検査を受けてもらうよう説明〕

🙂 なんか穏やかな表情になってましたね．最初は単純 X 線写真を腰椎と骨盤でいいでしょうか？ MRI はまだ無理ですよね．ついでにマンモグラフィーも撮りますか？

😊 今はいい感じだけど，あちこち動いて待たせて，撮影して，つらい思いをさせてはいけないよね．サッと行って必要かつ十分を狙うとしたらどんなオーダーになる？

🙂 うーん，じゃー，CT ですか？

😊 そう．急に出てきた症状の診断で大活躍の CT だよ．**腰仙椎 CT をオーダー**しよう．できれば Ken 先生も，CT 室まで付き添ってくれるかな？

🙂 確かに，乳腺のことを伏せていたり，痛くて叫んだりしたのは，怖いからだと思うんです．僕が一緒でも不安が和らぐか分からないですが，「先生の出してくれた薬は効いた」なんて言ってくださったので少し効果ありますかね．

😊 まっ，オーダー出すだけで結果をみるより，患者さんの経験や，介助するスタッフの苦労を共有してこそ，画像の意味を 100% 受け取れるから，行っていらっしゃい．途中で痛くなった時の対処も考えておくこと!!

読影室にて

Shin 先生（放射線科医師）

🙂 Shin 先生，乳がん骨転移で痛みとしびれが強い患者さんの CT を撮ったので見てもらえませんか？

😎 わざわざ聞きに来て偉いね．どれ，撮ったのは CT だけ？

🙂 強い痛みで長く寝ていられないので，MRI は撮れません．前医の腰椎単純 X 線写真はありますが，所見なしです．下肢のしびれが強いから，圧迫骨折でもあるんじゃないかと思ったけど…．

▶腰椎単純 X 線写真（図 1）供覧

😎 ほう，しびれは右側に強いの？

🙂 わかるんですか？ 臀部から右下肢全体です．ここに写っているんですか？ えーっ．

😎 L5 の pedicle（椎弓根）をよく見てごらん（図 1c）．

🙂 あ，左では見えるのに，右は見えない．**pedicle sign（ペディクルサイン）陽性**だ！ 圧迫骨折ばかり探していて，骨転移の基本的な画像所見を見逃していました！

😎 椎体への転移は血流が多い後方から始まり，骨の溶解が pedicle へ及ぶと，正面像で見えるはずの pedicle の輪郭が消えるんだ．でも，右下肢全体のしびれなら腰椎だけでなく，仙骨の評価も必要だね．

うーん，この写真では仙骨は消化管ガスの重なりで，評価が難しいな．CT を見よう．

▶腰仙椎 CT（図 2）供覧

🙂 あっ，仙椎の右側も腫瘍に置換されてる！ そういえば下肢の背面は S1, S2 支配だったな．

😎 症状から神経浸潤が疑われるなら，疑っている神経の通り道に沿って，よく見る必要があるよ．解剖の知識を活用して．

🙂 神経の走行を CT で追うのは難しいな．MRI ほどコントラストは良くないし，冠状断もないし…これ何番の椎体だ!?

😎 ほら，冠状断（図 3）．MDCT[*1] で撮影した場合は，横断像の元データから冠状断を作れるんだ．これで神経の通り道（図 4）をよく観察してみて．腫瘍がない左側と比べながら見ると分かりやすいよ．

[*1] MDCT：多列検出器 CT

図1 腰椎単純X線写真

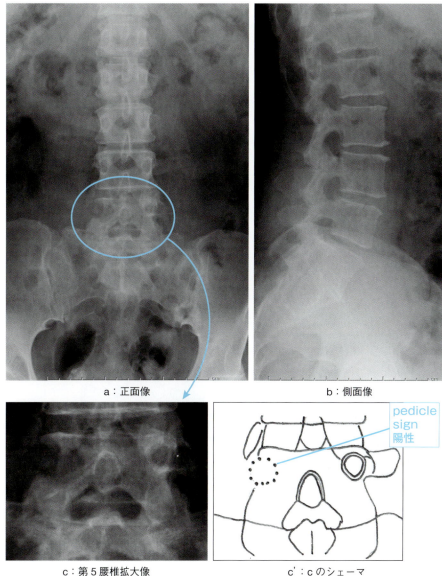

a：正面像
b：側面像
c：第5腰椎拡大像
c'：cのシェーマ

pedicle sign 陽性

c：第5腰椎では，正常のpedicleに見られる白い丸い縁取りが右側で消失している（c' 点線：pedicle sign 陽性）。

　右のS1神経は…脊柱管内を右下に下って第1前仙骨孔を通り，脊柱管外に出る…。あ，右の前仙骨孔は孔全体が腫瘍で充満されていて神経の輪郭が分からないぞ！　S1神経は前仙骨孔で腫瘍に浸潤されてるんだ！あ，S2神経も同じ…。あの神経症状はここから来てたんだ！

　読影ポイントは，①症状から障害されている神経を推定する，②その神経の解剖を頭に描き，左右を比べながら神経の走行に沿って観察する，③障害部位は脊柱管内か，脊柱管の出口か，脊柱管外かを見極める，

図2 腰仙椎CT横断像

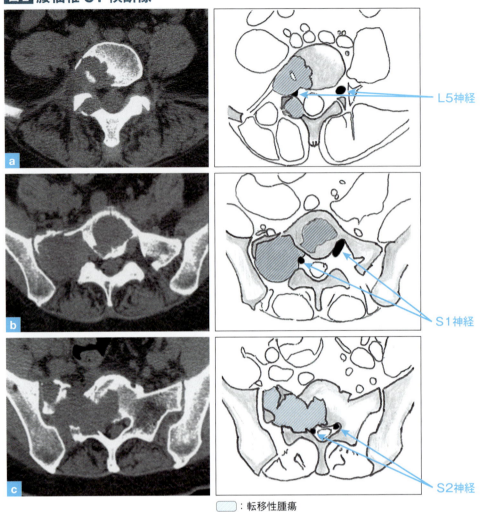

□：転移性腫瘍

だね。横断像の画像を1枚1枚丁寧に見るのも必要だけど、仙骨神経のように頭尾方向に連続するものは**冠状断を積極的に利用**すると理解しやすいよ。それと、骨転移による神経への影響を見る場合は、骨条件だけでなく軟部条件で見ることも必要だ[*2]。

　単純X線写真ではpedicle signしか読めなかったのに、CTでは腫瘍による神経浸潤がはっきり読めますね。MRIじゃなくてもCTで十分なんだな！

　この患者さんのように、長時間寝ているのがつらい方には、CTが第1選択だけど、CTより組織間コントラストが優れるMRIは、椎体や脊柱管内、神経の評価に最適な画像検査法であることに変わりはないよ。それに被曝量のことも考えて、慎重にオーダーしないとな（**表1**）。

　検査時間・被曝量など、患者さんへの負担が少なく、かつ最も有効な画像検査法で、障害部位を把握し、その結果を治療やケアに結びつけていく！　これですね！

[*2]観察したい部位が一番見えやすい表示条件（window幅，window中心）に調節する。モニター読影では読影者が任意に調節，フィルム読影では技師が適切な条件に調節した後，条件ごとにフィルム化するのが一般的。

図3 腰仙椎 CT 冠状断像

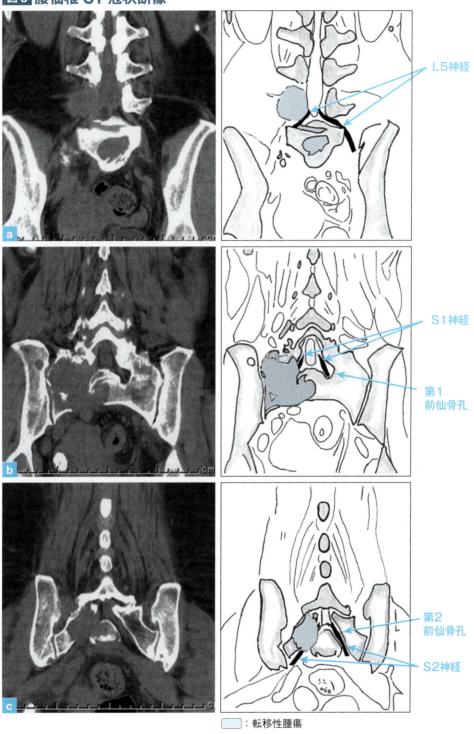

□：転移性腫瘍

9 乳がんの脊椎骨転移

チームカンファレンスの前の準備

- Ken 先生（緩和ケア科研修医）
- Pal 先生（緩和ケア科医師）

🧑 まとめてみよう。ひどい痛みの原因は？

👦 腰椎から仙骨に及ぶ転移性骨腫瘍の浸潤による体性痛と，右側 L5 から S2 の脊髄神経後根の症状が強く生じていたと考えられます。

🧑 運動障害はほとんどみられず，痛くて動けなかったと判断しているんだね。ほかには？

👦 まだ全体像がつかめていません。

🧑 今日は痛みへの対処を優先させたからね。これから情報を丁寧に集めよう。
　で，現時点の治療・ケア計画はどうなる？

👦 乳腺外科における精査。そして神経ブロック，放射線治療，ビスフォスフォネートなどの検討…ですか？

🧑 緩和ケアとしての対応はほかにも，ステロイド投与，バッドニュースに対する精神的な支え，血栓予防，排泄ケア，歯科チェック，コルセットや杖とか，骨折予防のリハビリなども考えたいな。

👦 早速，緩和ケアチームの皆に伝えます。ステロイドを使うのはいつになりますか？

🧑 狭い前仙骨孔を通っている神経根への浸潤だから，まさしくステロイドによる症状緩和が期待される。今すぐ担当医と相談だね！

👦 患者さんへはどう説明しますか？

図4 腰仙椎と神経の解剖

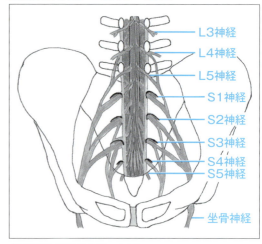

（脊柱管を腹側から開いた図）

表1 脊椎骨転移の画像検査法

	腰椎単純X線写真	腰椎CT	腰椎MRI
画像の成り立ち	透過してきたX線を画像化	組織によるX線吸収率の違いを画像化	水素原子核からの信号を画像化
長所	簡便で経済性に優れる。圧迫骨折や椎弓根消失を確認できる	骨の変形，骨梁消失，硬化像，皮質の破壊などわずかな変化を描出できる	骨髄，腫瘍，神経のコントラストが良好。骨破壊のない微小変化も描出できる
短所	わずかな骨変化は指摘困難なことがある	神経と腫瘍，筋肉のコントラストがつきにくい	呼吸や体動など動きに弱い
撮影時間†	1秒未満	1分未満	10分前後
被曝量‡	10 mGy	35 mGy	なし

†埼玉医大国際医療センターでの標準的な撮像のみの時間
‡IAEA（国際原子力機関）基本安全基準による

われわれのオーダーだから，CT 結果も含めてステロイドのことも説明しなきゃね。オペの適応ではないことや，がんの診断についてはもう伝えられたのか，確認してからね。

参考文献
1) Waldman SD：Physical diagnosis of pain：an atlas of signs and symptoms. 2nd ed, p.201-235, Saunders/Elsevier, Philadelphia, PA, 2010
2) 武田文和 監訳：トワイクロス先生のがん患者の症状マネジメント．第 2 版，p.277-285, 医学書院，2010

クリニカル・パール

❶ MRI を撮れなくても，CT に有利な点がある〈冠状断の有用性〉
❷ 仙骨の解剖，仙髄の神経根症状と脊髄症状を画像で理解する〈馬尾症候群〉

読影メモ

pedicle ってなあに？

☑ pedicle：椎弓根
　pedicle の語源はラテン語の *pediculus*（小さい足）。椎弓と椎体をつなぐ小さな足のような構造である。

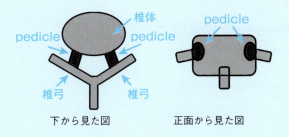

下から見た図　　正面から見た図

第10話
子宮がんのがん性腹膜炎
―肺血栓塞栓症

こんなお腹じゃ、着られる服がないんですよ！

大量腹水の精査時にも緩和ケア

- Tomo さん（緩和ケアチーム看護師）
- Sasa さん（緩和ケア実習中看護師）
- Pal 先生（緩和ケア科医師）
- Mog 先生（婦人科医）
- Ken 先生（緩和ケア科研修医）

▶電話で連絡

　婦人科外来から，緩和ケアチームへの依頼です！ Hさん，61歳の女性で，大量腹水・呼吸困難・原発不明で緊急入院です。入院目的は，がんの病理診断と症状緩和です。

　がん患者さんが入院になると，婦人科からはすぐコールがあるねえ。

　Mog先生が留学から戻ってきて，皆が変わった感じです。前は，「まだ緩和ケアの段階じゃない」と言っていたスタッフまで，「早期からの緩和ケアよね」と言ってます！

　OK。今日の回診リストの1番ね！

▶婦人科病棟へ回診

　Pal先生，Ken先生，Tomoさん，Sasaさん，いつもありがとうございます。よろしくお願いします。

　大量腹水の原発巣精査ですか？ 入院になったのは呼吸状態のせいでしょうか？

　いやあ，確かに歩行や背臥位では少し息が上がりますが，緊急で入院を決めたのは，外来での検査を拒否されたからです。

　聞き捨てなりませんね。何かありました？

　Hさんは，腹部膨満を自覚して近くの内科を受診し，貧血の合併があり，胃がんか大腸がんだと言われました。上部/下部消化管内視鏡検査を受けましたが，異常なしでした。セデーション下だったみたいで，両検査は初めて受けたけど，まったく苦しくなかったそうです。

　"じゃあどこが悪いの？"ということで，腫瘍マーカーを測定したら，CA 125[*1]が高値で，婦人科がんの可能性と説明を受け，本日，覚悟して来院したんです。ところが…。

　外来の看護師から聞きました。最初，担当医以外に学生や研修医がいて，一緒に勉強させてくださいと依頼したところ，「絶対いやです」とおっしゃったので，医師と看護師だけで検査を進めたそうです。

　診察台の上で「こわいー」と訴えたため，看護師がもう1人傍に付き添ったのですが，器具を挿入し始めたところ「痛ーい」「やめてください」となり，一旦中止したんです。

　それで，病棟担当の私が呼ばれて，「入院して検査しましょうね」とお勧めしました。

　Hさんが言うには，カーテンの向こうから，何をされるか分からないうちに，急にズンと痛みが走ったので，ビックリしてしまったそうです。

[*1] **CA125**：血清腫瘍マーカーの1つ。卵巣がんや子宮がんで高値となる可能性が高い。

緊張をとるよう常に留意しているはずですが…。Hさんは，「騒いですみません，でも同じ状況では無理ですから，入院でよろしく」とお願いされました。

じゃあ，今日中に腹水を抜いて，明日にでもオペ室で麻酔下内膜生検[*2]となるのかな？

そうなると思います。しかし，ここ数日で安静時の呼吸困難もでているので，造影CTを撮って慎重に進めるつもりです。

相変わらず手際がいいねえ。では，がんの検査を受ける苦痛と不安に対するサポートというかたちで，緩和ケアチームはナース主体で介入し始める，でいいかな？　さあ，Hさんのところへ挨拶に行っておこう。

了解です。今日の造影CTの結果が出たらまたShin先生に解説してもらい，報告します。Ken先生，一緒に行きましょうね！

腹部膨満の原因を読み取ろう

Shin先生（放射線科医）

▶読影室にて

Shin先生，こんにちは。本日，緊急入院されたHさんですが，腹部膨満の急激な悪化があります。先ほど腹部CTを撮ったので，一緒に見てください。

では，まずscout image（図1）を見よう。どうかな？

はい，腹部全体が膨隆し，透過性が悪く，肝臓の輪郭がはっきりしません。巨大な腫瘤があるような印象ですが，腸管ガスが圧排されている所見はありません。

うん，腹部全体のX線透過性が低下し，通常見えるはずの肝臓右縁や下縁は不明瞭，

図1 CT撮影時のscout image

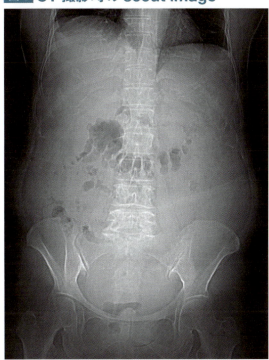 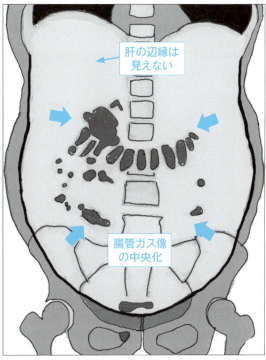

肝の辺縁は見えない

腸管ガス像の中央化

腹部全体のX線透過性が低下していて，肝臓の輪郭は見えない。腸管ガスは中央に偏在している。腹水貯留を疑う。

[*2]**麻酔下内膜生検**：子宮内の組織診を行うには，子宮腟部を直視下に，子宮口を確認する。経産婦でも女性ホルモンの低下で粘膜萎縮が生じ，易刺激性，出血などを生じる。内診困難例では，手術室で静脈麻酔を行い，内膜組織診を速やかに行うことがある。

図2 腹部造影CT

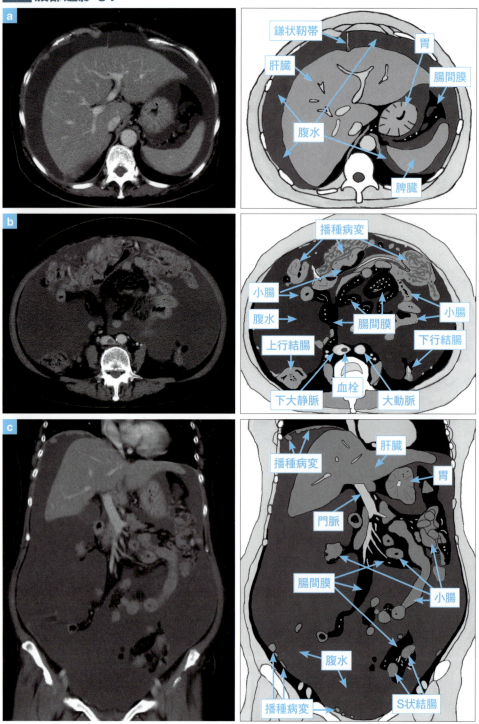

a：横断像（肝門部レベル）。肝臓，脾臓の周囲に腹水が貯留している。**b**：横断像（臍上レベル）。小腸は腹側に浮かぶように偏在している。小腸の表面に腫瘍が形成されており，腹膜播種の所見である。下大静脈には血栓が認められる。**c**：冠状断。腹膜に接して結節が複数認められ腹膜播種の所見である。

腸管ガスは中央に集まっている。これは，腹水貯留を疑う所見だな。CTを見よう（図2）。
　本当だ，大量の腹水が溜まっている。
　肝臓周囲に腹水が貯留しているから，scout imageでは肝臓の輪郭が見えなかったんですね。
　そう，CTでは水と肝臓の濃度に差があるから境界が分かるけれど，scout imageや通常の単純X線写真では，肝臓のような実質臓器と水は同じ透過性を示すので，両者が接していると境目が認識できないんだ。
　小腸は，腹壁直下に浮かぶように集まっていますね（図2b）。でも，上行結腸や下行結腸は，腹水の底に沈んでいるように見えます。
　小腸や横行結腸，S状結腸は，腹壁との間に腸間膜がついているので可動性があり，腹水が溜まると移動するんだ。でも，上行結腸や下行結腸，直腸は腸間膜がなく，直接腹壁に付着しているので，腹水が溜まっても移動はしないよ。
　Shin先生，図2bでは，小腸壁に接して腫瘤があるように見えます。
　図2cでも腹膜に複数の小結節があるわ！
　細かい所見によく気づいたね。これは**腹膜への播種病変**だ。Hさんは腹膜播種を起こしていて，それが原因で腹水が急激に増加してきたんだな。

腹膜播種って？

　腹膜播種は，腹膜の表面に，がんが蒔かれた種のように，無数に付着していることですよね（図3）。
　腹膜播種が原因で腹水貯留や通過障害が生じたのが，**がん性腹膜炎**だね。
　腹膜播種では，なぜ腹水が溜まるんです

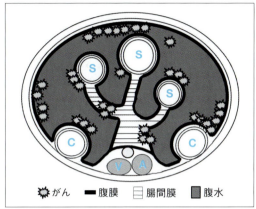

図3 がん性腹膜炎のシェーマ

S：小腸，**C**：大腸，**A**：大動脈，**V**：下大静脈．"蒔かれた種"のように，がんが腹膜と腸間膜の表面に播種している。がんに浸潤された腹膜からは大量の腹水が産生され，腹腔内に貯留している。

か？
　正常でも，腹膜の毛細血管からごく少量の腹水が産生され，余分な腹水は腹膜のリンパ管から吸収されているんだ。
　でも，がんが腹膜に播種すると，腹膜の血流が増加したり，血管壁透過性が亢進して，腹水がどんどん作られてしまう。さらに，腹膜のリンパ管が，がんによって閉塞すると，溜まった腹水の吸収もできなくなる。
　急にお腹が張ってきた原因は，腹水だったんですね。Hさん，「昨日まではけたスカートが，今日はけなくなるほど，急にお腹が張ってきた」って言ってました。

子宮がんを画像で確認

　そもそも，どの臓器のがんが腹膜に播種したんでしょうか？
　うん，図4で子宮を見てごらん。子宮体部に腫瘍があるね。子宮体がんが腹膜まで浸潤して，腹腔内全体に播種した可能性が高い。

図4 骨盤造影 CT

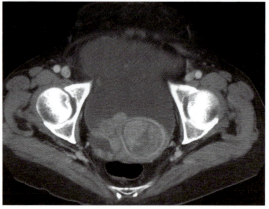
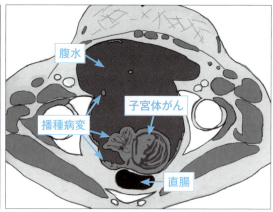

子宮体部に腫瘍が認められる。

図5 骨盤 MRI T2 強調画像 矢状断

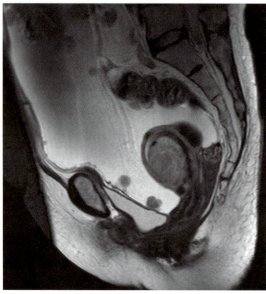
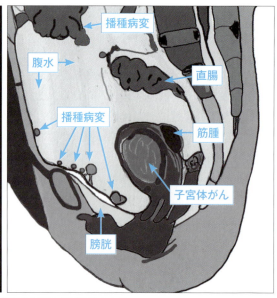

子宮内腔から筋層へ浸潤する子宮体がんが認められる。腹膜播種病変も複数認められる。

🙂 なぜかMRIも追加で撮影したんです（図5）。

🙂 MRIは，CTよりも正常子宮組織と腫瘍の信号強度の差が大きく，腫瘍をより明瞭に描出できるので，子宮腫瘍の診断には必須なんですよ。

🙂 子宮内腔に腫瘍が充満している。やはり子宮体がんのようだ。

🙂 かなり進行してるから，早急に腹水穿刺，抗がん剤治療，外科的治療を検討すべきですね。

🙂 うーん，それよりも，まず最初にすべきことがあるな。図2bをもう一度，見てごらん。

🙂 え？ あっ！ 下大静脈内に血栓がある。**深部静脈血栓症**だ。そういえば，最近，呼吸困難も強くなっているし，肺血栓塞栓症の

図6 肺動脈造影 CT 冠状断

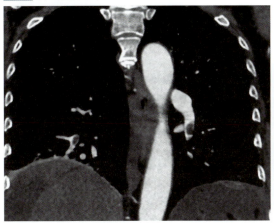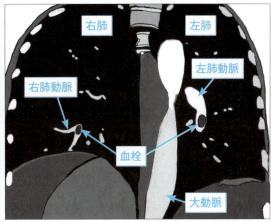

右肺動脈下葉枝，左肺動脈下葉枝に血栓を認める。血栓を明瞭に描出するためには，肺動脈が強く均一に造影される造影早期相で撮影する必要がある。

図7 肺血栓塞栓症

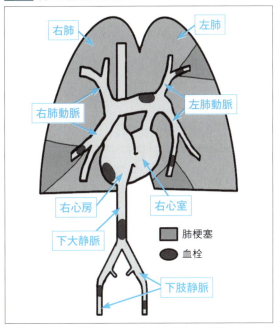

下肢や骨盤内の静脈内にできた血栓が，下大静脈・右房・右室を経由し，肺動脈を塞栓する。末梢肺への血流が途絶し，ガス交換ができなくなり，肺梗塞を合併することもある。

表1 深部静脈血栓の発生因子

血液凝固能の亢進	
悪性腫瘍	
感染症	
薬物	
手術	
脱水	など
血流の停滞	
長期臥床	
下肢麻痺	
骨盤内腫瘍	
うっ血性心不全	
下肢静脈瘤	など
血管内皮の障害	
手術	
外傷	
カテーテル留置	
血管炎	など

合併はないのかな！

では，早急に造影 CT で，肺動脈血栓の有無を確認してください。

肺動脈の血栓を CT で確認

Shin 先生，H さんの肺動脈 CT を撮影したところ，やはり，両側の**肺動脈に血栓**がありました（図6）。深部静脈内にあった血

栓が肺動脈へ移動して，塞栓を起こしたようです（図7）。すぐに血栓溶解療法を始めています。

腹部膨満ばかりに気をとられていて，あやうく肺動脈血栓を見逃すところでした。呼吸困難は腹部膨隆だけでなく，肺血栓塞栓症も原因だったようです。

🧑 進行がん，骨盤内腫瘍がある症例は，深部静脈血栓のリスクが高いから（表1），Dダイマー*3が高値を示したら，肺動脈内の血栓を確認するため，肺動脈CTを撮影する必要があるんだ。

👩 Hさんは肺血栓塞栓症があるので，しばらく抗がん剤治療や手術は開始できないそうです。

👩 がんの治療は開始できなくても，腹水だけでも先に抜いておけば，腹部膨満が楽になるのではないかしら…。

👩 腹水を抜くと，腹水と一緒に身体に必要な成分まで抜いてしまい，弊害が起こるって聞いたことがあるわ。

🧑 最近は，腹水濾過濃縮再静注法（＝CART，p.88参照）っていうのがあって，腹水を抜いたあとに，必要な成分を体内に戻すこともできるそうです。

👩 へえ，それいいじゃない！

🧑 ただ，その方法で一時的に腹部膨満が楽になったとしても，再貯留は防止できないし，腹水穿刺時の血圧低下や脱水による倦怠感で，つらい思いをすることもあるようだけど…。

🧑 Hさんは腹膜播種が広範だから，腹水を抜いてもすぐに再貯留してくる可能性があるな。

がん治療の展開について情報共有する

👩 Ouiさん（緩和ケアチーム薬剤師）

▶ 緩和ケアチーム定例カンファレンスにて

👩 次は，先週入院のHさんです。DVT（深部静脈血栓症）の合併があったんだね。入院して進めてよかったよ。

🧑 画像で，子宮体がん，腹膜播種と診断されたのと同時に，DVTおよび肺動脈血栓が認められました。ヘパリン持続静注による抗凝固療法を開始したうえで，腹水を4,000 mLまで排液，呼吸困難も軽減してきています。

👩 オペ室で，静脈麻酔下の子宮内膜生検は，無事終了しました。肺血栓塞栓症で急変する恐れがある説明されましたが，本人も娘さんもfull code*4を希望されました。

🧑 どういうこと？ 入院時にそこまで確認するなんて，さすがMog先生だね。

🧑 大変な思いをして検査を受けるのだから，せめて徹底的にがんの治療をして，それでだめなら諦めるけど，と考えて決めたようです。Hさんは，不正出血がだいぶ前からあったんです。子どもを産んだ経験があっても，婦人科には行きにくかったと悔いていました。

🧑 心臓エコーの結果も良く，足のむくみもとれ，廊下を歩き始めたようですね。「お腹も軽くなったし，ようやく仰向けで眠れるようになりました」と僕にも笑顔を見せてくれました。

🧑 今後の治療計画を確認しましょう。

👩 まず，ヘパリンをワーファリン内服に変更し，血栓症，循環動態の安定が確認されれば，DC*5で化学療法開始です。腹膜播種に対する効果まで期待している患者自身の思いがカルテにありますが，それは難しいな，と考えられます。

👩 Mog先生は，血液浄化部のカンファレンスに出席して，CARTを依頼できたみたいです。

---

*3 **Dダイマー**：フィブリンが分解される際の生成物。血栓症の判定に用いる。
*4 **full code**：心肺機能不全時に，心肺蘇生術（胸部圧迫，呼吸補助，除細動）をすべて受けたいという患者意向を確認した医師の指示。
*5 **DC**：ドセタキセルとカルボプラチンを併用する化学療法レジメン。

- 😊 CARTだと，入院は継続になるね。合併症なくやれたとしても，QOLの維持，向上につながるかな？
- 😊 腹水排液に，アルブミン輸注を併用する方法もありますよね。
- 😊 あれだけ大量に溜まっていると，腹腔穿刺する技術自体は，「エコーを使わないでもブラインドで可能」と教科書にはありますが，どうでしょうか？
- 😊 数回繰り返すと，穿刺部腹膜側に出血や腸管癒着が起こることもあるから，エコーは苦痛のない検査だし，穿刺前にやっておいたほうがいいよ。在宅でも携帯型が使えるし。
- 😊 今，ご本人はがんの治療に積極的で，CARTも即，同意されたようです。それを支持していこうと思いますが，今後は，治療の限界がくること，そして，かえって苦しさを増すかもしれない予測なども，一緒に話していきたいと思います。Mog先生もそこのところは丁寧に話してくださるので。

参考文献

1) Twycross R, Wilcock A, Toller CS 著, 武田文和 監訳：トワイクロス先生のがん患者の症状マネジメント. 第2版, p.133-143, 医学書院, 2010
2) 秋田恵一, 梅林佑弥：膜系（腹膜・腸間膜）の発生と解剖の基本. 画像診断 31：1106-1111, 2011
3) 日本循環器学会ら：肺血栓塞栓症および深部静脈血栓症の診断, 治療, 予防に関するガイドライン（2009年改訂版）〔http//www.j-circ.or.jp/guideline/pdf/JCS2009_andoh-h.pdf〕

クリニカル・パール

❶ 婦人科診察。誰もがためらい，痛み，不安を抱く。診断前からの緩和ケアを！
❷ 肺血栓塞栓症発症は，安静解除後の起立・歩行や排便・排尿時に注意が必要。急な呼吸困難・胸痛・発熱・失神などで想起しよう。

読影メモ

MRIはどうして全身いっぺんに撮れないの？

☑ 最新のCT装置では，約20秒間息止めしている間に頭の先から足の先までの全身撮影が可能になった。では，MRIはどうか。

☑ MRIは，ガントリーという筒の中にある大きなコイルからRF信号を身体に向かって送信し，身体から戻ってくる信号を，撮影部位にあわせて造られている「受信コイル」で受信する。頭部には「ヘッドコイル」膝には「膝コイル」などの専用受信コイルを撮影部位に密着させて撮影する。コイルは直径が小さいほど受信感度が良く，大きいと受信感度は悪くなるため，一度に広範囲を高感度で撮影することはできない。

☑ しかし，装置の進歩はめざましく，小さなコイルをたくさん並べて広範囲を高感度に撮影する「アレイコイル」の開発も進んでいる。現在のところは全身を一気に撮影できるコイルはないが，近い将来，開発されるかもしれない…。

おさえておきたい！

腹水濾過濃縮再静注法のポイント
CART：cell-free and concentrated ascites reinfusion therapy

川﨑彩子（慈生会 野村病院 内科）

はじめに

腹水濾過濃縮再静注法（以下，CART）とは，がんや肝硬変などによって溜まった腹水を濾過濃縮することで，不用な水分や細胞を除去し，有用なタンパク成分を回収し，身体に戻す治療法をいう。腹水に対する根治的な治療ではなく，症状を緩和するための治療である。

目的

腹部膨満感，胃の圧迫による嘔気・食思不振，呼吸苦などの腹水による苦痛症状を軽減すること。

実際の流れ

実際の流れを**図8**に示した[1,2]。

CARTの頻度は2～4週おきで，少なくとも1週間以上はあける。外来でも実施可能であるが，半日程度の時間を要するので，通常は1泊入院して行う。

適応

利尿薬などの薬物療法で効果がなく，腹水貯留による苦痛症状がある場合。

禁忌・適応外

膿性の感染性腹水，濃厚な血性腹水，強い黄疸がみられる場合。

出血傾向や肝性脳症を合併している患者，重篤な心不全・腎不全の患者も，適応は慎重に判断する必要がある。肝硬変などによる食道静脈瘤のある患者では，CART後に静脈瘤への血流が増加し，破裂する危険性があるので，術前に静脈瘤の有無を確認することが望ましい。

合併症と看護のポイント

1 腹水穿刺

腹水穿刺時には，多量の腹水採取による循環動態の変動や神経性ショック，穿刺による腸管や臓器の損傷，出血や局所の感染，穿刺部からの持続的な腹水漏出などが起こりうる。ブラインド（盲目的）な穿刺は，出血や臓器損傷のリスクを高めてしまうので，基本的にはエコーで確認してから実施すべきである。

腹水排液のスピードが速すぎないよう，1時間に1～2L程度のペースを確認する。体位や刺入したカテーテルの位置で排液スピードが変動するので注意する。また，採取中，数時間はベッド上でほぼ同じ姿勢でいることになるので，仙骨部など褥瘡への配慮をし，楽な姿勢の維持に気を配る。

2 再静注

再静注時には，発熱・悪寒がよくみられる。その際は，NSAIDs（非ステロイド性消炎鎮痛薬）などの解熱剤で対応する。血液製剤の点滴と同様に，輸液速度が速いと循環動態に影響するので，100 mL/時程度に調整する。

3 他の治療法との比較

他の治療法との比較を**表2**に示した。

図8 CARTの実際の流れ

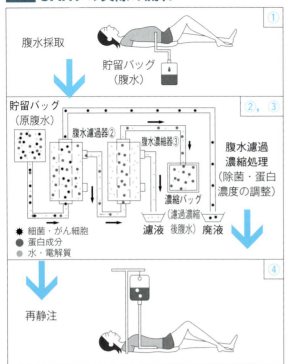

〔引用文献1, 2)を一部改変〕

① 溜まった腹水5L程度を、通常は3時間くらいかけてバッグに取り出す。
② 体外へ抜き出した腹水の中から、細胞成分(血球,がん細胞,細菌など)を除去する【濾過】。
③ 余分な水分や電解質を除き、タンパク成分(アルブミン、グロブリン)を残す【濃縮】。大体、10分の1程度に濃縮する。
④ タンパク成分を含む濃縮液を点滴で再び体内に戻す【再静注】。

〔補足〕②と③は人工透析と同じ原理で、フィルターを通して不用なものを除去していく(図9)。卵巣がんなど、細胞成分の多い腹水では、目詰まりを起こすことがある。この腹水処理速度が速いと、④の再静注時に発熱しやすいことが分かっている。

ピットフォール

CARTはがんに対する根治的治療ではないこと、全員に効果があるわけではなく、かつ効果は一時的にすぎない場合が多いことも、患者・家族に情報提供する。

引用文献
1) 旭化成メディカル 株式会社:腹水濾過濃縮再静注法

図9 実際のCART

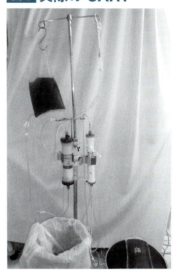

表2 他の治療法との比較

	腹水穿刺のみ	腹水穿刺＋アルブミン製剤静注
利点	簡便で、どこでも実施可能。	効果*は同等で、コストは安い†。濾過濃縮ができない施設でも実施可能。
欠点	貴重なタンパク成分が失われるため、循環不全やより短期間での腹水再貯留を起こしうる。	献血由来のため、感染症のリスクがある。有限の資源であるアルブミン製剤をいつまで使い続けるかという問題がある。

*症状緩和, 長期観察時の生存率, 腹水再発率。
†CARTは材料費も含めて約3万円、腹水穿刺＋アルブミン製剤静注(25%アルブミン100mL×3日間)は、約1万5千円である(3割負担の場合)。

(CART)の概要. 2013年10月1日アクセス. 〔http://www.asahi-kasei.co.jp/medical/apheresis/product/cart/about/〕
2) 旭化成メディカル 株式会社:腹水濾過濃縮再静注法(CART)の治療方法について. 2013年10月1日アクセス. 〔http://www.asahi-kasei.co.jp/medical/apheresis/product/cart/about/cure.html〕

参考文献
1) Twycross R, Wilcock A, Toller CS著, 武田文和 監訳:トワイクロス先生のがん患者の症状マネジメント. 第2版, 医学書院, 2010
2) 松崎圭祐:腹水濾過濃縮再静注法(CART). プロフェッショナルがんナーシング 2(2):22-28, 2012

第11話

肛門がん術後の腎不全―尿閉

お腹が張って，おしっこも出ません！

腹部膨満悪化の救急患者を診る

- Ken 先生（緩和ケア科研修医）
- Miya さん（WOC ナース*1〈外来看護師〉）

▶夜間当直帯の救急外来にて

 Ken 先生，今晩の救急外来担当ですよね。消化器外科の患者さんが救急車で来院されました。診察，お願いします。

 了解です。状況を教えてください。

 Wさん，77歳，男性，肛門がんで，7年前に Miles 手術*2 を当院で受けています。以降，ストーマ外来で私が担当していました。2カ月前から食欲低下があり，1週間くらい前から下腹部膨満感が悪化しました。本日，夕食後に我慢できなくなったということで，来院されました。歩行可能ですが，相当苦しいみたいで，いつもの表情とまったく違っています。

 （Wさんに向けて）Wさん，お腹がつらいのですね。当直の研修医，Ken です。寝たままの姿勢が楽ですか？ では，お腹の診察をさせてください。

 お腹の張り以外に，何か症状はありましたか？ 吐き気とかお熱とか…。夕飯は少しだけ食べたんですよね。ストーマに便もちゃんと出ているみたいですねぇ。僕がお腹を押して痛いところ，ありますか？ 特にないんですね。

 では，これからまず，X線写真を撮ってきてもらいますね。

 先生，Wさんは最近，尿の出が悪いんだと言っていました。両足もむくんでいますね。尿もとってみますか？

 うーん，じゃあ放射線科に行く前に，血液検査と尿検査をしましょう。

▶診察後，医師記録室にて

 Ken 先生，Wさんのお腹の苦しい感じは，全然おさまらないみたいです。やっぱり…。

 そうですかぁ。単純X線写真上，ニボーがあってイレウスだろうなぁ。食事もとれていて，排便もあるのか…。術後イレウスと考えればいいか。
 CT を撮れば確実になると思うけど，造影はしても大丈夫かな？ アレルギーを確認しよう。

 採血結果でました！ クレアチニンが 4.2 mg/dL に上昇しています！

 カリウム 6.2 か。脱水，尿量減少，急性腎不全のパターンだ。造影はなしで，CT 前に血管確保して，カリウム・フリーの点滴を 200 mL/時で始めましょう！ CT が撮れたところで，消化器外科の当直の先生を呼びますから。

 はい…（導尿の準備もしておこうっと！）。

---

*1 **WOC(wound ostomy and continence)ナース**：創傷，ストーマ，失禁に関わる専門の知識や技術を有する看護師。皮膚・排泄ケア認定看護師とも呼ばれる。

*2 **Miles 手術**：腹会陰式直腸切断術。直腸下部，肛門部の病変の外科的切除時に実施される術式。腹部と会陰部の2方向から入って，肛門括約筋とともに直腸を切断し，人工肛門を設置する。肛門部皮膚は閉鎖し，1本の縫合跡が残る。

図1 腹部単純X線写真（臥位）

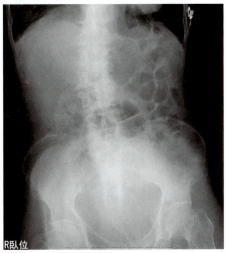
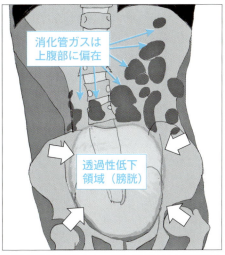

下腹部には，消化管ガスを押しのけるような透過性低下領域が認められ，消化管ガスは上腹部のみに偏在している。

イレウス？　下腹部腫瘤？

👨 Yasu 先生（消化器外科〈当直医〉）

▶CT検査室にて

　Yasu 先生，お忙しいところすみません。腹部膨満を主訴に来院したWさんですが，下腹部膨満感が強く，単純X線写真でニボーもあり，イレウスを疑っています。肛門がんで，Miles 術後の方です。今，腹部骨盤単純CTを撮り始めました。

　どれどれ，これがさっき撮った腹部単純X線写真か（図1）。確かに，上腹部にガスがたまって下腹部にはガスが欠損しているが，ニボーはないぞ。そもそもこれは臥位撮影だから，ニボーは見えないでしょ。

　すみません，お腹が苦しくって立てないと言うので，立位撮影を臥位撮影に変更したんです。

　立位撮影と勘違いしていました…。じゃあ，この下腹部の透過性低下領域はなんだろう。ひょっとして腫瘤があるのかな？

　前回のストーマ外来受診時は，腫瘤を疑うような下腹部の膨らみはなかったですよ。

　下腹部に急に出現した腫瘤か。膀胱ってことはないか？（モニター画面を見て）おっ，CT（図2）ができてきたぞ。

　うわ，両側の腎盂が拡張しているし（図2a，b）…，骨盤内には大きな囊胞性腫瘤がある！（図2b〜d）

　おい，落ち着け。これは腫瘤じゃなくて膀胱だ。えーと，イレウスや肛門がんの再発所見はないな。腹水が出てきていて腎障害が強そうだ（図2b〜d）。こりゃあ，オレじゃなくて泌尿器科医を呼んでよ。

画像をもう一度見直そう

👨 Shin 先生（放射線科医）

▶翌朝の読影室にて

　Shin 先生，おはようございます。昨日の当直帯の症例の画像を，一緒に見直しても

図2 腹部骨盤単純 CT

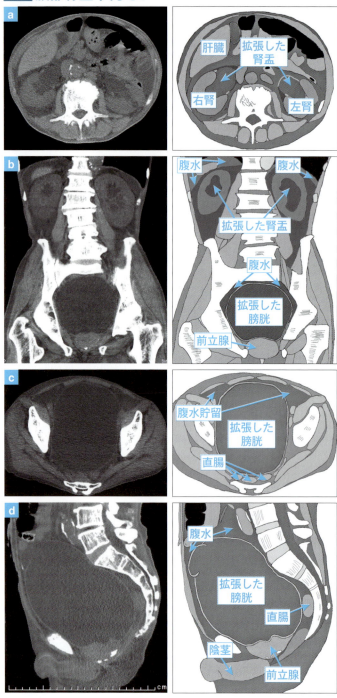

a：横断像（腎レベル）。両側腎盂の拡張が認められ，腎後性急性腎不全が示唆される。**b：冠状断**。両側腎盂と膀胱が拡張しており，腹水も認められる。**c：横断像（骨盤内）**。著明に拡張した膀胱を認める。**d：矢状断**。拡張した膀胱が骨盤内を占拠しており，骨盤内に消化管ガスは認められない。肥大した前立腺が認められる。

らえますか？ 早とちりして間違えてしまった症例なんです。

🧑 うん，見直すことは勉強になるぞ．あれ，すごい膀胱拡張だね（**図1**）．尿閉の症例かい？

🙂 そうです．でも，僕はCTでこの膀胱（**図2b〜d**）を見た時，嚢胞性腫瘍だと思ってしまったんです．

🧑 確かに，腫瘍のように見えなくもないけど．

🙂 CT検査室で撮影中のモニター画面を見ていたら，両側水腎症が出てきたので，これは両側尿管を圧迫する病変が下にあるかもしれない，と疑ったんです．そこへ，この膀胱が目に入ってきたので思わず…．

🧑 **両側の水腎症**を見て，**両側尿管を圧迫する腫瘍**の存在を疑うこと自体は，間違いではないよ．腫瘍以外には，どんな原因が考えられる？

🙂 はい，両側の腎盂・尿管に，それぞれ結石や腫瘍が発生したとも考えられますが，両側同時に発生する可能性は低いので，それ以外だとしたら，**後腹膜線維症**や，**後腹膜の炎症**が広がって，両側の尿管が閉塞することでしょうか．

🧑 うん，そうだ．それらの病変の有無をチェックしつつ，尿路の**拡張がどこまで続いているか**確認するんだ．拡張が途絶したところに原因があるぞ．

🙂 はい，拡張は両側腎盂，両側尿管，そして膀胱まで連続しているのが分かります．拡張は膀胱までで，膀胱内に明らかな病変は認めません．また**尿道に拡張はない**ので，尿路拡張の**原因は，尿道にある**と思われます（**図2**）．

🧑 正しい考え方ができてるね．で，この拡張した膀胱は，その後どうしたの？

🙂 はい，すぐに泌尿器科の先生をコールし

て導尿してもらいました．尿が1,500 mLも出て，お腹の張りはすぐに治りました．

導尿後の画像

🙂 Tomoさん（緩和ケアチーム看護師）

🙂 Shin先生，先日ご相談した尿閉のWさんですが，あのあと，2週間ほどFoleyカテーテル（膀胱留置バルーンカテーテル）を膀胱内に留置し，腎機能が回復したので抜去しました．

🙂 ただ，まだ自尿が少なく残尿が多いので，退院に向けて，自己導尿のトレーニングを始めました．本人は，なかなかうまくできずにめげていますが…．

🙂 今回の腹部膨満，急性腎不全の原因として，**尿道閉塞**，もしくはMiles術後合併症の**神経因性膀胱**による，排尿障害が挙げられました．超音波検査の所見では，前立腺の肥大が強く，これを今回の腎後性腎不全の一番の原因として疑っています．昨日，経過観察の腹部骨盤CT（**図3**）を撮影したので，一緒に見てもらえますか？

🧑 ほう，膀胱は縮小しているね（**図3a, b**）．両側の腎盂の拡張も改善して，腹水も認められなくなっている（**図3a, c**）．前立腺は，確かに肥大しているね（**図3a, b**）．

🙂 **前立腺が肥大すると，肥大した前立腺内を通る尿道が狭くなり，排尿障害が起きる**んですよね（**図4**）．

🙂 前立腺肥大症というと，「夜，何回もトイレに起きる」「排尿に時間がかかる」という訴えのイメージが強いけれど，重度になると，腎不全まで引き起こすんですね．勉強になりました．

🧑 腎不全まで起こす前立腺肥大は，決してまれではないそうだよ．前立腺と尿道の関

図3 経過観察後の腹部骨盤 CT

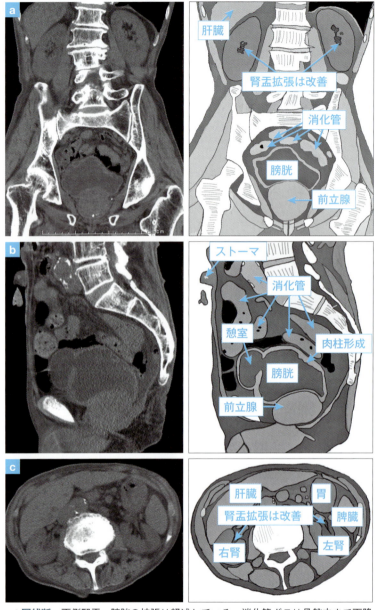

a：冠状断。両側腎盂・膀胱の拡張は軽減している。消化管ガスは骨盤内まで下降してきている。**b：矢状断**。膀胱には，肉柱形成による壁肥厚と憩室が認められる。肥大した前立腺も認められる。**c：横断像（腎レベル）**。両側腎盂の拡張は改善し，腹水も認められない。

係，尿道と膀胱，尿管，腎の関係など，尿路の全体像を描いて考えれば，前立腺肥大が腎不全の原因となることも理解しやすくなるね（**図4**）。

🗨 Shin 先生，私，**図 3b** の膀胱壁が気になるんですが，これは異常ですか？ 壁が厚く，

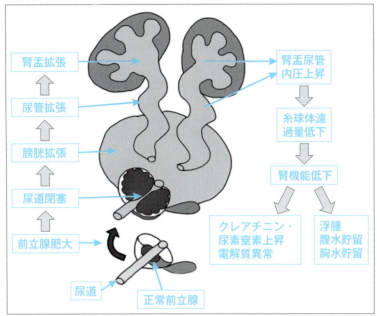

図4 前立腺肥大による腎後性腎不全

前立腺肥大による尿道閉塞が，膀胱・尿管・腎盂拡張を引き起こし，腎機能低下が起こる。閉塞が解除されれば，腎機能は改善する。

　形も変だし…。

　うん，Wさんの尿閉は急激に発症したように見えたけど，実は排尿障害や膀胱内の残尿は，以前からあったんだろう。排尿障害が慢性的に継続すると，膀胱壁内の平滑筋が肥大し，凹凸になり，「肉柱」のようになるんだ。また，壁の弱い部分が菲薄化して外に膨らみ，「憩室」が形成されることもあるんだ。

　膀胱壁の肉柱形成や憩室は，慢性排尿障害があったという証拠なんですね。

前立腺肥大の画像診断

　前立腺肥大症の診断は，経直腸超音波検査で前立腺容積を測定するって習いました。

　でも，Wさんは Miles 術後だから，経直腸超音波検査はできないですね。

　そうだね。ただ，CTでも，横断像だけでなく冠状断や矢状断があれば，横径，前後径，頭尾径を測定し，前立腺容積を求めることは可能だよ。

前立腺容積(mL)
＝横径(cm)×前後径(cm)×頭尾径(cm)÷2

の式で，おおよその値が求められるんだ。容積15〜20 mLが軽症，20〜50 mLが中等症，50 mL以上が重症の前立腺肥大といわれているんだ。

　Wさんの場合は…$5×5×6÷2=75$(mL)。重症に相当するわ(図5)。

　実際の診断や治療方針決定の際には，前立腺容積だけでなく，排尿障害の程度，血液検査値などを総合的に判断していくそうだ。

在宅での自己導尿を指導する

　Pal 先生(緩和ケア科医師)

図5 前立腺容積の計測

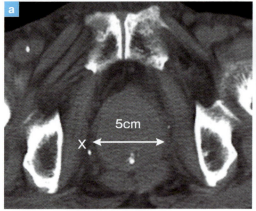
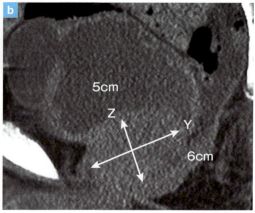

a：単純CT横断像，b：矢状断
X：横径，Y：前後径，Z：頭尾径
〔横径(cm)×前後径(cm)×頭尾径(cm)÷2〕でおおよその容積(mL)が測定できる。通常は経直腸超音波検査で測定する。

- Ouiさん（緩和ケアチーム薬剤師）
- Kita先生（泌尿器科医〈緩和ケアチームメンバー〉）

▶緩和ケアチーム定例カンファレンス

　Wさんの退院が近づいてきました。Kita先生から，排尿管理について説明してもらいます。

　Wさん77歳は，がんの再発はなく，精査の結果，排尿障害の原因は，前立腺がんはなく，また肛門がんの術後に起こる膀胱直腸障害でもなく，前立腺肥大症によると診断されました。大腸ストーマも有しており，年齢からも考えて，排尿管理は「**ほどほど厳しめにしていく方針**」として，こんな感じで話し合いを始めました。

　「平均余命というのを参考にすれば，あと5年から10年くらいは元気で生きていけると思います。だとすると，おしっこのほうも大事に見ていかないと，この前のようなことになるかもしれませんので…」

　先生たちは，平均余命をよく参考にされますか？

　そうですね。今日明日のことだけで判断される患者さんが多いので，まだまだ長い時間が残されていて，さらに1日に何回か自己導尿が必要となることを，一緒に考えてもらうためです。

　患者さんの生活・習慣・環境などを考慮していくってことですね。一旦，外来通院になると，継続したケアは泌尿器科外来の看護師が主体になりますね。

　そう，大活躍してもらってます。Wさんの場合，TUR-P[*3]（経尿道的前立腺切除術）も検討されましたが，Miles手術後で前立腺と腸管の癒着も否定できず，本人の意向を反映し，まずは薬物療法と自己導尿，そして残尿量を定期的に測定することになりました。

　でも，つい先日，夜間にうまくカテーテルが入らないで，「1日何回もこれをやるのかと思うと，めいっちゃうよ。なんか壁があるんだよね。これじゃ入らないよ。痛いし，えらい血が出るしょぉ」といったできご

[*3] **TUR-P**(trans-urethral resection of the prostate)：尿道から内視鏡を入れて前立腺組織を切除し，尿道の閉塞を解除する手術。

👤 とがあったんですよね。

👩 カテーテル挿入時の痛みや出血を経験すると，繰り返すのが恐ろしくて，導尿を自己中断してしまう患者さんが多いんです。通院してもらいながら，医療チームも「何か困っていることがあるはずだ」と積極的に指導していく必要がありますね。導尿時の体位や潤滑剤のつけ方などを再確認し，患者さんにとってのベストウェイを模索します（表1）。

👤 看護師は，自己導尿の指導をする際に，パンフレットや動画も使って行いますが，清潔操作に神経質になりすぎて，面倒くさくなってしまう患者さんがいます。説明の仕方に工夫はありますか？

👩 説明の仕方は大事ですね。自己導尿は，いわゆる準清潔*4操作といって，完全滅菌状態でなくていいのです。患者さんには「膀胱に貯まった尿を出すことがまず大事」と目標設定をすること，「もしも慣れぬ手技で膀胱炎を起こしたとしても，十分な飲水と抗生剤内服で改善するから大丈夫」と伝えておきます。

👤 Wさんは，ユリーフ®*5とアボルブ®*6を併用した薬物療法で，いずれは治ると思っている感じですね。

👩 確かに，アボルブ®の登場で，前立腺の体積が減少して，自己導尿を離脱できる患者さんも出てきました。ただ，効果発現までには半年ぐらいかかること，効果の出ないこともあることを理解しておいてもらわないと。

👤 Wさんは，ストーマの自己管理はすぐに自立できましたけど，今後は両方ですね。

👩 まさに，そこです。自宅に戻ったとして，時間帯はいつならやりやすいか？ 何回くらいなら続けられるかを，確認していく必要がありますね。

表1 自己導尿を進めるレジュメ

1. 患者の病状，キャラクターに合わせた管理方針を提案する
2. 自己導尿以外の治療法についても提示する
3. スケジュール（回数・時間帯）は，患者と相談し，現実的な設定にする
4. 痛み・出血・挿入困難など，トラブルが生じた際の対処法を説明する
5. 準清潔*4操作で大丈夫と伝える
6. 排尿記録用紙へ自己導尿記録をしてもらう
7. 外来で確認し，継続の努力をねぎらう

👩 そこは，病棟の看護師が親身になって検討してくれたようです。本人の希望だけでなく，視力・手の動き・認知障害の有無・ご自宅の広さ・家族の協力の有無など，検討することはたくさんありますね。

👤 患者さんは，どこで自己導尿するのですか？ Wさんの「寒いところではやれないよ」というナースへの発言が記録されていました。

👩 そうでしたね。普通はトイレに座って自己導尿をしてもらいますが，夜間や冬場は，布団の上や椅子の上で尿器を使う場合もあります。Wさんは，1日4回にして，1回排尿量を毎回記録することにしました。当分は，2週ごとに通院してもらいます。

👤 大切なポイントがいくつもあるのですね，初めて系統的にお聞きしました。ありがとうございました。

👩 今日の解説を参考にして，泌尿器科外来看護師とも情報共有しようと思います。今後もいろいろ教えてください！

参考文献
1) 神奈川リハビリテーション病院脊髄損傷マニュアル編集委員会 編：脊髄損傷マニュアル─リハビリテーション・マネジメント．第2版，医学書院，1996
2) 多胡紀一郎：尿路通過障害．岡田清己，上野 精，河村信夫，他 編：基本泌尿器科．p.193-199，医学図書出版，1997

---

*4 **準清潔**：清潔は無菌を意味する．準清潔は，菌はいるが，汚物などで汚染されていない状態を指す．
*5 **ユリーフ®**：一般名シロドシン．選択的α_{1A}受容体遮断薬．前立腺の緊張を除き，尿道抵抗を改善する．
*6 **アボルブ®**：一般名デュタステリド．5α-還元酵素阻害薬．カプセル錠で，前立腺容積を縮小する効果がある．

クリニカル・パール

❶ 自覚症状/病歴と下腹部の膨隆を合わせて考えれば，ピンとくるはず。
❷ 両側水腎症の閉塞起点は 2 カ所ではなく，1 カ所とすれば，膀胱以下。

腎不全と造影剤

☑ 腎不全症例に造影剤を使用して起きる障害として，**造影剤腎症**と**腎性全身性線維症**が知られている。

☑ **造影剤腎症**：ヨード造影剤使用後 72 時間以内に，造影剤の①腎に対する直接毒性，②腎血管収縮作用により，腎機能低下が生じること。造影剤腎症の発症率は検査時の腎機能不良症例で有意に高い。

☑ **腎性全身性線維症**：ガドリニウム造影剤使用後，数日〜数年後に疼痛，掻痒感を伴う四肢の皮膚の腫脹や発赤を発症し，やがて硬化に至る。ガドリニウムは通常はキレート剤に結合しているが，腎からの排泄障害があり長時間体内に残存すると，キレート剤からガドリニウムが遊離し皮膚などに沈着し線維化を起こす。発症報告数は少ないが，現在のところ有効な治療法はなく，使用中止が唯一の予防法となる。

☑ 造影剤使用前には**必ず腎機能を確認**し，腎機能低下があった場合には造影剤による障害を防ぐため，造影剤の使用を再検討する。

参考文献
1) 日本医学放射線学会，日本放射線科専門医会・医会 編：造影剤の安全性—造影剤腎症と NSF．画像診断ガイドライン 2013 年版．p.35-39，金原出版株式会社

第12話
多発肝転移を伴う非切除直腸がん
―溢流性下痢

便がガマンできないなんて，情けない話ですね

入院までのいきさつを聞く

- Nakaさん（患者〈大学医学部臨床統計学教授，62歳女性〉）
- Pal先生（緩和ケア科医師）

▶Nakaさんの入院翌日，消化器外科病棟へ回診

　あっという間に，入院になってしまいましたね。いかがですか？

　自分が一番びっくりしています。2年前に下痢を繰り返すようになって，ちょうど仕事のストレスが重なったので，過敏性腸症候群と自己判断し，整腸剤を飲んでいました。直腸がんなのに，便秘は全然ありません。どうしてでしょう？

　そういうパターンも考えられます。

　1カ月前から下痢の頻度が激しくなったんです。車で移動する時に渋滞すると大変で，電車を使うようになりました。駅のトイレをよく使いました。女性トイレは和式も多く，ズボンの裾が汚れて困りました。

　歩くのも不安で，介護用パットを利用しました。寝ている間に粗相しないように，スマホで1時間おきにアラームを鳴らしていたくらいです。

　その症状は今も続いているんですよね？

　ええ。それこそが，QOLを下げている症状の最たるものです。

　大腸内視鏡を受けるべきと思ったのですが，地域のドクターには足が向かなくて…。羞恥心があったんだと思います。しかも，臨床統計学を専攻し，検診の功罪を検討する研究もしていたのに，大腸がん検診はずっと受けずにいました。

　自分からは，なかなか行きづらいですよね。ほかの症状はどうでしたか？

　振り返ればいろいろありました。3年前からダイエットして11 kg減って，いい気分でした。

　しかし，ここ1週間でむくみが両下肢ともひどくなってきて，歩くのがつらかったし，4 kgもリバウンドしちゃったと嘆いていました。さらに，説明できない身体のだるさですね。いつもなら1日で終わる仕事に2，3日かかってましたから。

　もうあちこちが悲鳴をあげてたってわけですね。

　学会からの帰りに，Pal先生に駅で会って「なにか，歩きづらそうですね。どこか痛くされました？」と質問された時，「いえ，どうしてですか？」と答えましたが，内心は「やっと相談できる！」と嬉しかったです。

　受診をお勧めしましたが，行ってくださるか心配でした。

　背中をぐいと押されたので，思い切って近所のクリニックに行けました。一気に血液検査と大腸内視鏡と超音波をやって，お

そらく直腸がんであろうことをお聞きできたし，消化器外科への紹介状まで受け取りました。

消化器外科外来は，猛烈に混雑しているのですね。待っている間は，周りを見る余裕がありました。いざ，診察室に入るとすぐに，「ステージフォーですから，治りません。一緒にできるだけ長く良く生きられるように，治療計画を立てましょう！」と言われました。

お腹を触ることも，直腸診もなさりません。下痢頻回で困ること，むくんで脚が重くて歩きづらいこと，問診票に書きましたが，ナースもドクターもお尋ねにはなりませんでした。「明日入院して，CV ポート*¹ を埋め込んでケモですね」というお話でした。

入院目的を理解できているか確認

🧑 選択肢が提示されましたか？ セカンドオピニオンとか？

👩 するか，しないかの二者択一でしょう？ 自分はここで任せるしかない，という気持ちが沸き起こったのです。弱っていた証拠ですね。

「腸閉塞寸前なの？ どうして明日すぐ？」の疑問は封印。できることがあるのなら一刻でも早くやるべきだという気持ちに傾いたんだと思います。

化学療法は，多少の副作用があるくらいでないと効果はない，と担当医がコメントされました。ある講習会で聞いた，「患者さんは皆副作用を覚悟しているので，化学療法を始めても副作用の自覚がない場合，自分は効かないんだと考えて落ち込むことがある」という話を思い出しました。私も副作用は当たり前に起こるだろうという予感が迫ってきて，不安という重石が頭に乗っかりましたね。

🧑 近い将来のことにも，不確実なことが多いと感じられるのでしょうか？

👩 ええ。今後のことを予測するのに，何を基準に考えればよいのか，私の知識や調査力ではたちうちできない，データでは救われない，と痛感しました。

外来の終わりに，退院後に化学療法を通院で続ける計画に，ざっくり触れてくださったのですが，すごくホッとさせられました。片道切符の入院ではない，帰る日がいずれはくると思わされたんですね。

🧑 実際入院なさって，落ち着きましたか？

👩 いやー，患者というのは忙しいものだ，と初めて知りました。

採血，心電図，放射線科，下肢静脈エコー，検査要項を読んで同意書へサイン押印，造影 CT，シャワーは予約時間に，いつドクターの回診があるか分からず…。看護師のお話，薬剤師から説明，お掃除の方，寝間着の貸し出し，でしょ。

ひと段落しても，仕事ができるところまで復帰できるのか？ できるとしたら，それはいつなのか？ 今度の学会で講演するにはかつらが必要？ 研究費の処理は秘書に任せる？ 授業は他の講師を探してもらわなきゃ。うちのことは旦那ひとりで大丈夫？ 考えごとで忙しく，昨晩はよく眠れませんでした。

ところで，CT はどうだったんでしょう？ まだ結果を聞いておりません。

🧑 では，ご自身で画像を見ていただく手配をしますね。放射線科の Shin 先生をご存知でしょうか？ よろしければ，今後，私は緩和ケアを担当，画像の説明は Shin 先生にお願いしてみる，こういう方針でいかがでしょうか？

---

*¹ **CV ポート**：皮下埋め込み型中心静脈アクセスポートのこと。直径 2〜3 cm の円盤状タンク（この部分に針を刺す）と薬剤を血管内に注入するカテーテルからできている。穿刺が容易，外見上目立たない，両腕が自由，長時間の薬剤投与も自宅で可能，年余にわたる長期間の使用ができるなどの利点がある。

図1 骨盤造影CT

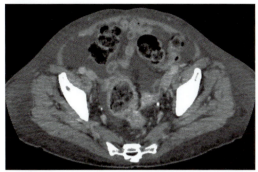
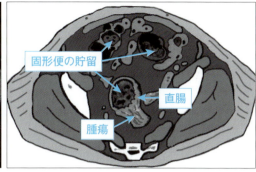

直腸の腫瘍により，便の通過障害が生じ，腫瘍の手前で固形便が停滞している。

 それは心強いです。デジカメとICレコーダー持って行っていいかしら？

私の身体に起きていたこと

Shin先生（放射線科医師）

▶面談室にて

 Naka先生，お久しぶりです。学生時代には，大変お世話になりました。

 あら，Shinさん，覚えていますよ。でも，今日は「先生」ではなく，一患者として，Shin先生といっしょに自分の画像を見て，私の身体の中で一体何が起きていたのかを理解したいと思って来たんです。「Nakaさん」で，お願いしますね。

 わかりました。では，一緒に画像を見ていきましょう。まずは，Nakaさんの病気の元である直腸を見てみましょうか。**図1**は，下腹部の輪切りのCT画像で，直腸の腫瘍が写っています。

 この黒くて丸いのが腫瘍ですか？

 それは便塊で，腫瘍はその下です。直腸に腫瘍ができると，壁の一部が厚く見えてきます。Nakaさんの直腸は，腫瘍により一部だけではなく全周が厚くなっています。

 正常の直腸は便が通る時，通りやすいよう壁が広がりますが，腫瘍があると壁が固くなり，広がることができません。腫瘍が小さいうちは，固い便でもなんとか通り抜けますが，今は腫瘍が大きくなって道を塞ぎ，固い便が通れずに停滞し，後ろに行列ができている宿便の状態です（**図2a，b**）。

 腫瘍のせいで大腸に固い便が溜まっているのですか？　私はずっと下痢に悩まされてきたので，宿便があるなんて思いもしませんでした。

 大腸の全体像を見てみましょう。**図3**はNakaさんの腹部単純X線写真ですが，固形便が，大腸全体に溜まっているのが分かりますか？

 はあ，これですか。塊がゴロゴロありますね。こんなにたくさん塊が溜まっているのに，どうして出るのは下痢なんでしょうか。

 Nakaさんの下痢は**溢流性**だったのでしょう。

 溢流性？　溢れ流れ出るということですか？

 はい。長時間，大腸内に停留している固形便は，腸内細菌により一部が液化します。また，腸壁から分泌液も出ています。大腸

図2 大腸内の便の変化

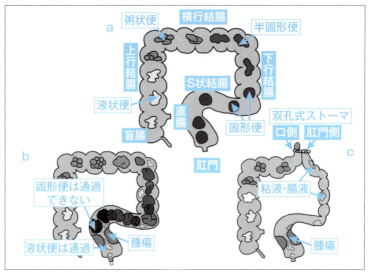

a：正常例。便は大腸内を通過しながら水分吸収・発酵され，液状便→粥状便→半固形便→固形便となり排泄される。**b：直腸がん例**。腫瘍による狭窄で固形便は通過できない。液状便は通過できる。**c：双孔式ストーマ造設後**。口側ストーマより粥状便が排泄される。肛門側ストーマや肛門からは粘液・腸液が排泄される。

図3 腹部単純X線写真（臥位）

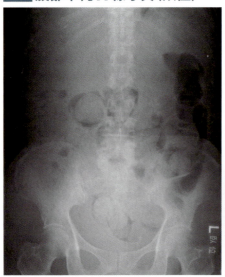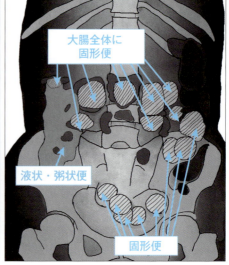

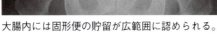

大腸内には固形便の貯留が広範囲に認められる。

の中で便や分泌液が多量に溜まってくると，固形便は出られなくても，液状の便は，溢れて狭い隙間から流れ出てくるのでしょう。

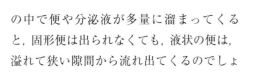 溢れ流れる…。確かに，そうでした。実は，Pal先生がストーマ（人工肛門）造設を勧

図4 大腿造影 CT

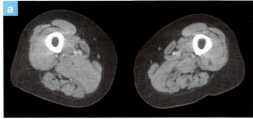
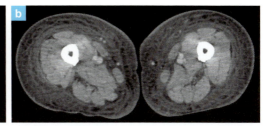
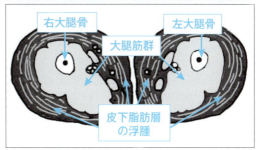

a：正常例。皮下脂肪層は均一な低濃度を示す。b：Nakaさん。皮下脂肪層内に浮腫による網状構造が見られる。

めてくれているのです。でも，腫瘍の切除ができないのに，"ストーマだけ造っても無駄なのでは？"という疑問があるのです。

　ストーマを便の通りを悪くしている腫瘍がある部位より手前に造ることで，溜まっていた固い便や，固くなる前の軟便を外に出すことができます（図2c）。宿便や，宿便が原因だった下痢も減ってくるでしょう。

　宿便と下痢がなくなれば，あのまずい低残渣食から解放されるのかしら…。

脚のむくみの原因は？

　Shin先生，もう1つお聞きしたいのが，この脚のむくみです。ほら，太いでしょ？最初はダイエットのリバウンドで太ったと勘違いしていたのですが…。今では，むくみのために歩くのも不自由なんです。

　画像からもむくみがあるのが分かりますよ。正常の皮下脂肪はCTで見ると，均一な黒色をしています（図4a）。Nakaさんの場合，脂肪層の中に，白い編み目のような構造がありますね（図4b）。これは，組織の中にしみ出した水分です。

　温めたりマッサージしたり，いろいろ試しましたが，悪くなる一方で…。原因はなんなのでしょうか？

　むくみの原因にはさまざまなものがあります。心臓や腎臓や肝臓の働きが低下して起きるむくみもありますし，**リンパや静脈の流れが悪くなって起きるむくみ**もあります。Nakaさんの肝臓にはこのように多数の転移があるので（図5a），**肝機能が低下してむくみが起きている可能性**があります。また，腹部大動脈の周りにリンパ節転移がありますね（図5b）。ここで**リンパの流れが滞ってむくみが起きている可能性**もあります。

　図5aで肝臓の脇を流れる下大静脈を見てください。下大静脈は下半身から還ってきた静脈血を心臓へ運ぶ大静脈です。肝臓の脇を通る時に，周りの転移巣に圧迫されて，形が歪んでいます。ここで流れが悪くなり，**下半身の静脈の流れにも影響し**，両

図5 腹部造影 CT

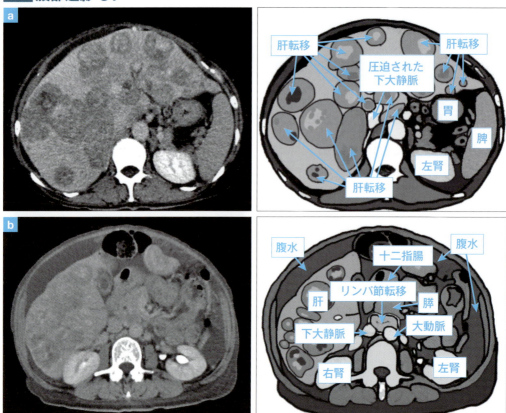

a：肝門部レベル。肝には多数の転移が認められ，肝全体は腫大している。b：腎門部レベル。腹部大動脈周囲にリンパ節転移を認める。腹水貯留も認める。

側下肢のむくみが起きている可能性があります。
― 肝臓の転移が原因で静脈の流れが滞っているなら，脚をマッサージしてもむくみの解消に効果はなさそうですね。
― 一番効果的なのは，肝臓の転移を治療で小さくすることでしょう。
― すでに化学療法が始まりました。治療が効いて肝転移が小さくなれば，むくみは良くなるかもしれないのですね。期待してみます。

　Shin 先生，今日はありがとうございました。自分の身体の中で何が起きていたのか，それが症状とどのようにつながっていたの

かを，画像を見て，実感することができました。デジカメで写真も撮れたし，あとでもう一度見返してみます。
― 画像は，**治療効果判定**にも使われます。効果判定のCTを撮ったら，また一緒に見てみましょう。
― ぜひ，お願いします。

外来化学療法中の QOL に焦点を当てて

▶通院治療に移行してから，緩和ケア外来にて
― 今日の治療は無事終わりましたか？
― 最近手指の症状が強く，ファスナーの上げ下げが難しくなり，薬を減量してやりま

🧑 した。

👩 きついですね。FOLFOX（フォルフォックス）とベクティビックス®*2のなんクール目でしたか？ そろそろ効果判定のCTですね。ご自身では効果を実感されていますか？

🧑 今日が5回目です。便通は良くなりました。食欲も旺盛です。

👩 ストーマ造設術の効果は，術前の説明を聞くより，体験してみて初めて分かってくださった感じですね。

🧑 本当にそうです。外科医より先に緩和ケアのPal先生から提案されたでしょう。姑息的な手段のために全身麻酔を受け，ストーマを抱え，袋をつけて過ごすなんて，その意義がピンとこなかったんですよ。ごねて，すみませんでした。

でも，Shin先生に説明していただいたCTには，ごろごろ詰まっている便の塊が写っていて，目に焼き付いてしまいました。低残渣食やエレンタール®*3の絶望的なまずさに気力が失せたこともあったし。根気よく，手術を受ける気にしてくださり，感謝しています。

👩 コンサルテーションが私の役割なので，依頼されている以上の動きは勇み足ともいえるのですが，黙ってじっとしていられませんでした。あのまま退院するなんて…いくら頑張っても緩和ケアは難しくなりそうでしたから。

ところで，日常生活はいかがですか？ やりたくてたまらない仕事を少しずつ再開しているのですか？

🧑 むくみが劇的に減ってきたので，楽になってきました。体力温存と熱中症予防のために，まだ通院以外の外出を控えています。在宅でできる仕事をコンピューターに向かってやっていますが，キーボードを打つのがつらいですね。

指先がひび割れて痛いです。冷たいものを飲みたくなりますが，ちょっと持っただけで手にしびれが走って怖いので，温かいものだけにしています。この症状はとれるのかしら？ と不安になりますが，化学療法室のナースや薬剤師さんたちに丁寧なご指導をいただき，じっくり付き合っていこうと考えています。

しかし，「もう投了です！」といつ言うべきか，常に考えているところがありますね。

👩 まだまだ序盤ですよ。次のCTもShin先生に解説していただき，今後を考えてみませんか。

治療の効果を実感したい

▶面談室にて治療後のCTを見る

🧑 化学療法が始まり，ストーマも造っていただきました。副作用で手指のしびれがありますが，むくみとだるさはだいぶ楽になりました。画像でも治療の効果は見えますか？

👨 はい。まだ直腸の腫瘍には大きな変化はないですが，宿便はなくなっていますよ（図6a）。多発肝転移はかなり縮小して，下大静脈の圧迫もとれていますよ（図6b）。

🧑 あー，肝臓の腫瘍が小さくなっていますね。私の目でも分かります！ 自分の目で変化が確認できて感激です。

👨 あれ？ ストーマが脱出していますね（図7a，b）。

🧑 実は，先日，直腸に溜まっている粘液を出そうといきんだら，ストーマが飛び出してきたんです。私はパニックになりました

---

*2 **FOLFOXとベクティビックス®**：フルオロウラシルとl-ロイコボリン，オキサリプラチンを併用する化学療法と分子標的治療薬パニツムマブ（ヒト型抗EGFRモノクローナル抗体）を併用する大腸がんの代表的な治療。2週間に1回持続点滴を行い，翌日まで携帯型注入器で5-FU®注投与を継続し，自己抜針する。オキサリプラチンは，感覚性の末梢神経障害をきたしやすい特徴をもつ。パニツムマブによる皮膚障害（ニキビ様発疹，かゆみ，ひび割れ，爪囲炎など）は，ほとんどの患者にみられる。皮膚清潔，保湿剤などでのセルフケアが不可欠。

*3 **エレンタール®**：経腸成分栄養剤。消化を必要とせず，そのまますべて吸収されるので，便がほとんど残らない。術後の栄養管理や腸内清浄化を要する場合などに適応となる。

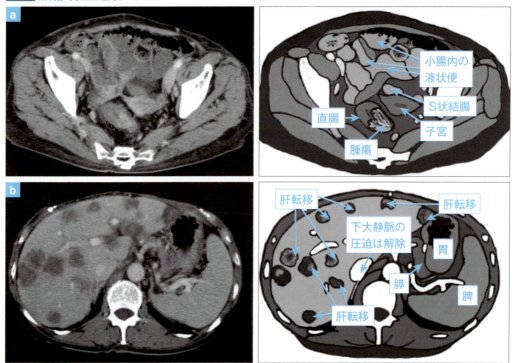

図6 腹部骨盤造影CT

a：骨盤レベル。直腸腫瘍による固形便の停留は認められなくなっている。b：肝門部レベル。図5aと比べ，多発肝転移は縮小し，肝腫大も軽減している。

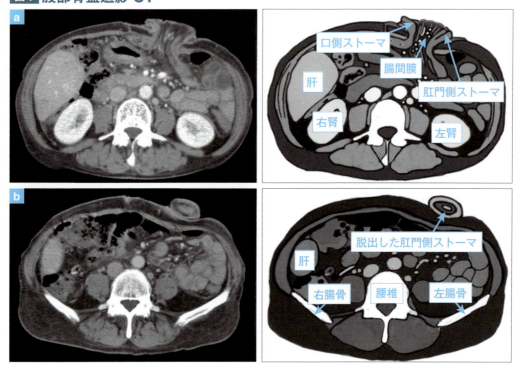

図7 腹部骨盤造影CT

a：腎レベル。左腹壁に双孔式ストーマが認められる。b：腸骨上縁レベル。肛門側ストーマが体外に脱出し，足側に垂れ下がっている。

- が，見てくれたWOC（ウォック）ナースはいたって冷静に，「腹圧を上げないで上から押さえていれば，戻りますよ」と言ってくれました。
- 画像上も，治療前と比べて肝の腫大，腹水，便の貯留がなくなり，腹腔内圧は下がっているようですし，戻りやすそうに見えますね。
- そうですか，安心しました。WOCナースに教わったように，「背臥位で深呼吸，押さえて還納」を実践してみます。

画像診断を患者自身がよく理解する必要性

▶後日，緩和ケア外来にて

- 最近は，だいぶ顔色も良くお過ごしのようですね。
- ありがとうございます。Shin 先生の解説でCT所見を理解したら，腑に落ちたんですね。迷いが消えたというか。効果が出ているのを目の当たりにすると，もう少し時間はありそうだ，と思えたんです。Bucket List（バケットリスト）*4 として当初挙げたものは，おかげさまでほとんど目途がつきました。
- つまり，Naka 先生のことだから，まだ新しいチャレンジができそう，ということですか？ ピラミッドに登るとかスカイダイビングなんて，お付き合いできませんよ！
- まさか。望みは，今頑張っていらっしゃるドクター，ナースの臨床研究のお手伝いをできうるかぎりお手伝いしよう，そして，家族との時間が40年間あまりにも薄かったので，妻・母・ババらしきことをしてみよう，そんな感じですかね。
  海，そして船が行きかう様子が毎日見られるようなホスピスに入りたい，これがリストの最後に残っています。
- 大型帆船のホスピスを創って航海すればいいですかねぇ。
- わー，すごい。想像するだけで気分が高まります。

参考文献
1) 恒藤　暁：系統緩和医療学講座—身体症状のマネジメント．p.135-143, 最新医学社, 2013
2) Silva AC, Vens EA, Hara AK, et al：Evaluation of benign and malignant rectal lesions with CT colonography and endoscopic correlation. *Radiographics* 26：1085-1099, 2006

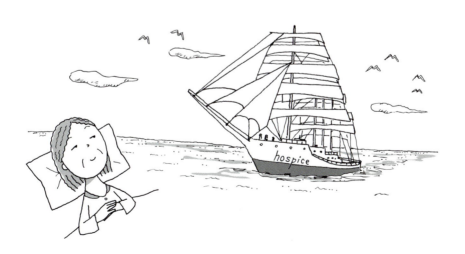

---

*4 **Bucket List**：2008 年日本で公開されたアメリカ映画『最高の人生の見つけ方』の原題から．死ぬ前にすることリストの意味．直訳すれば「棺桶リスト」．

クリニカル・パール

❶ 医療関係者が患者になった時，あふれる情報（一般的な情報，統計上の情報）と不足しがちな情報（個別な情報，bad news に関する情報）がある。

❷ 画像を介して，患者と過去のこと，今のこと，これからのことを話し合おう！

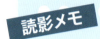

比較が大切

- ☑ 画像を見るとき非常に大切なのは，「比較」である。画像を撮影したら，必ず前回の画像と比較し，どのように変化したかを確認する。前回と比べて変化ないように見えても，前々回，さらにその前回…と比べてみると変化に気づくこともある。
- ☑ 症状がなく元気な頃の画像と比べて今の画像はどう変わったのか，症状が強かった時の画像と治療後に症状がおさまった時の画像ではどう変わったか…。
- ☑ 比較するとしないとでは，1枚の画像から得られる情報量は数倍以上違ってくる。画像を見るときは必ず「比較読影」するようにしよう。

編集者としてのアドバイスの立場から患者へ

今朝の気持ち

がん医療画像とのつきあい

　思い返してみると，がん医療画像と仕事で出合ってから，もう10年以上になる。

　そのころ，私は編集者として，がん医療画像をレファレンスデータベースとして提供するサイトのコンテンツ管理をしていた。情報量の多さ，その情報を瞬時に見せる画像に新鮮な魅力を感じ始めたころである。

　その後，国立がんセンター（現　国立がん研究センター）のがん対策情報センターに編集者として職を得て，その中で斎藤真理先生と一緒に仕事をさせていただいた時期がある。その縁で，本書のもととなった『緩和ケア』誌の連載が始まるときに，「編集者としてアドバイスを」と言っていただいて，ほんの少しばかりお手伝いをさせていただくことになった。そういう経緯もあり，最初は「本づくり」の立ち場からアドバイスというほどでもない「口出し」をしていたのだが。

　画像を診断の糧とする医療者のためにも，わが身に置き換えて参考にするであろう読者のためにも，画像の扱いには注意を払ったつもりである。スペースの許すかぎり大きく，本文と画像の位置関係，そして何よりも見やすく，を心がけての口出しとご容赦いただきたい。"画像に忠実"にはもちろんであるが，コントラストの扱いでは画像が「眠くなる」という表現に近いようなインパクトを欠くものにもなるので，慎重にならざるをえない。

　その点を十二分に補って余りあるシェーマ図を描かれた水越和歌先生の図は，医療者，一般を問わず読者の助けになったことと思う。

読者から患者へ

　連載開始当初は，編集者として，一読者として，毎号を楽しみに読ませていただいた。自分の感想が反映されるのも嬉しく，同時に，執筆されるお2人の先生の息の合った工夫を拝見するのも新鮮だった。「さすがご姉妹」と思った。

　ところが，である。連載も半ばになろうかというころ，なんと自分が患者として斎藤先生のお世話になることになった。予兆を感じていなかったわけではない。が，自分ががんにかかったかもしれないことなど，認めたくないものである。医療機関で仕事をしていながら面目もない話だが，「長い年月かかって，ここまできています」とステージⅣと告げられたとき，あきらめではなく，納得している自分がいた。

　その後の数回の連載を，私はどうしても客観的に読むことができなくなった。

読んでいるうちに胸はいっぱいになり，涙はこぼれ落ちんばかりである。わがことながら，その変わり様に驚く始末。
　幸いにして病院のほうは斎藤先生が担当医チームに加わってくださっていたので，安心感はあった。それでも制限のある食事には嫌気がさし，相当わがままな患者だったと思う。
　専門部位に関しては，専門のドクターが考えてくださるが，そのまま退院すれば栄養ゼリーだけで3食を送らなければならない患者のその後を考えるのは，緩和ケア科の斎藤先生ならではのことだった。「思い切って人工肛門を造設しませんか？」とのアドバイスは踏み切るのにちょっとした勇気もいったが，根っからの食いしん坊だった（このときまで，その事実に気づいていなかった？）私は，何でも食べられるようになるというひと言で決断した。
　腸閉塞のおそれを抱えて栄養ゼリーの食事では，何とも寂しい療養生活になるところを救っていただいた。感謝あるのみである。
　一般的には，「緩和医療は終末期」という観念から抜け出せずにいることが多いが，どのくらい続くかわからない今後に，自分の口で食べたいものを食べられる幸せ（決して大げさではなく）をもたらしてくれている。療養のいつから始めてもよい緩和医療，という重さをありがたく感じながらの毎日である。そして，このことを一般の方たちにも知っていただけたらと願っている。

2014年5月27日

中條　弘子
（オフィス中條）

エピローグ

　2011年11月，斎藤真理先生と私，青海社の工藤良治社長と坂本綾子さんの4人で，この連載について初めての会合を持ちました。そこで真理先生から，本書のプロローグにも記してある，緩和ケアにおける画像診断の有用性に関する「仮説」について聞きました。真理先生と私は実の姉妹ですが，お互い医師ではあっても，専門分野も勤務する病院も地域もまったく異なります。それで今まで仕事に関する話などしたことはなかったのですが，真理先生の「仮説」は，私が以前から考えていたことと何ら変わることがなく，少し驚き，また嬉しく感じました。

　しかし，この仮説が正しいことをどうやったら読者の方々に上手く証明できるかは，手探り状態でした。「つらい症状をもって病院を訪れ，画像検査を受けた患者さん12例」を選び，"その患者さんに関わるすべての医療スタッフが，それぞれの立場で画像を見て患者さんのつらい症状について理解し，ケアに生かしていく"という内容を対話形式で進める，と決めてスタートしました。しかし，実際，真理先生と私2人が，1人何役もやりながら話を進めていくのは無理が多いのでは…と感じていました。

　けれど，始めてみると思いもかけずに，緩和医療の現場で働く多くの医師，看護師，薬剤師，栄養士…の方々に下書き状態の原稿を読んでいただくことができ，「現場ではこの表現は使わない」「私ならこう言う」「この画像の説明がわからない」「あのシェーマはわかりやすかった」など，多くの感想，質問，指摘，アイデア，励ましなどをいただきました。さながらバーチャル緩和病棟の中で，画像を見ながら多くのスタッフとディスカッションしたものを記録しているかのように，原稿を書いていくことができました。また，この連載の中では画像以外のさまざまな分野の専門の先生方にも，それぞれの専門的トピックスについてわかりやすく執筆していただき，私自身も，今まで知らなかった多くのことを勉強することができました。

　この連載を続けるために支えてくださった多くの方々，また，私たちのいろいろなわがままに対応しながら編集してくださった坂本さん，書籍化に尽力してくださった工藤社長にも本当に感謝しております。そして，すべて終了した今，もう一度読み返してみましたが，真理先生の「仮説」は12話の中ですべて実証できたのではないか…と自負しています。

　雑誌で連載中は紙面サイズの関係で写真やシェーマが小さかったのですが，書籍化の際に大きく見やすくしていただくことができました。画像の上には矢印や説明書きなどをのせずに，すべて隣に並べたシェーマ上に書くようにしたので，まずは画像そのものを単独でじっくり見て，次にシェーマと照らし合わせながらもう一度じっくり見直して理解していただけたら，と思います。

　先日，勤務する病院で，看護師1年生と単純X線写真の勉強会をしました。まだ初々しさの残る1年生ですが，みな熱心に聞いてくれて，たくさんの質問も受けました。1年生も日々，

病棟や外来で目にする画像を自分も理解したい，読めるようになりたいと思っているのだと実感しました．この本が，1年生，そしてベテランの方々，緩和医療にたずさわる医療スタッフが，画像を身近に感じ，画像を理解することにより患者さんをより深く理解するきっかけのひとつとなれれば，と願っております．

水越 和歌

（イムス富士見総合病院 放射線科）

エンドロール

- 『緩和ケア』誌連載の最初から毎回，モニターとして草稿を読み的確な意見，提案をいただきました川崎彩子先生（慈生会野村病院内科），伊藤優子さん（川崎市立多摩病院看護部），藤田智子さん（日本大学医学部附属板橋病院看護部），濱田安岐子さん（NPO法人看護職キャリアサポート），大柄根いづみさん（横浜市立大学附属市民総合医療センター薬剤部）
- 専門的アドバイスをいただいた，ストーマ管理について宮田晶代さん（横浜市立大学附属市民総合医療センター看護部），自己導尿，腎後性腎不全について，河路かおる先生（横浜市立大学泌尿器科，パリ在住），婦人科検査，治療について，最上多恵先生（横浜市立大学産婦人科），肺がん治療について，長谷川瑞江先生（東京女子医科大学八千代医療センター呼吸器内科）
- 関西弁の相談に乗っていただきました坂口牧子さん
- 原稿作成，編集に対して豊富なアイデアをくださった上に，ご自身の画像掲載を承諾いただきました故 中條弘子さん（オフィス中條）
- 執筆者2人のこだわりにとことんお付き合いくださった青海社の坂本綾子さん，工藤良治社長
- 連載が出るたびに感想とエールをお寄せいただいた皆様
- 何よりも，貴重な画像と病歴の提供をしてくださった患者さん，ご家族の皆様，担当医療スタッフの皆様

深く感謝申し上げます．

画像・シェーマで納得！
「つらい症状」のもとが見える

発　　行	2015年2月20日　第1版第1刷Ⓒ
編　　著	斎藤真理・水越和歌
発行者	工藤良治
発行所	株式会社　青海社
	〒113-0031　東京都文京区根津 1-4-4 河内ビル
	TEL 03-5832-6171　FAX 03-5832-6172
装　　幀	Highcolor（三宮暁子）
印　　刷	三報社印刷株式会社

本書の内容の無断複写・複製・転載は，著作権・出版権の侵害となることがありますのでご注意ください．

ISBN 978-4-902249-73-6　C 3047

JCOPY 〈(社)出版者著作権管理機構　委託出版物〉
本書の無断複写は著作権法上での例外を除き禁じられています．複写される場合は，そのつど事前に，(株)出版者著作権管理機構（電話 03-3513-6969，FAX 03-3513-6979，e-mail：info@jcopy.or.jp）の許諾を得てください．